Kapp

Gesunder Kiefer – Gesunder Körper

» *Dieses Buch widme ich meinen Patienten, die mir immerzu ihr Vertrauen schenken!*

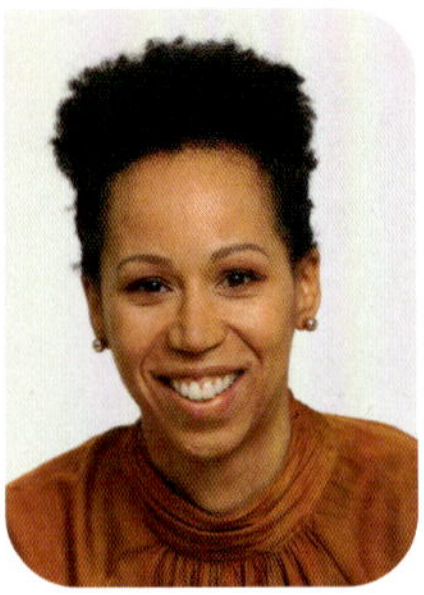

Die CMD-Expertin, Kieferspezialistin und Physiotherapeutin **Stefanie Kapp** verfügt über langjährige Erfahrung in der Betreuung orthopädischer und chronischer Schmerzpatient*innen. Sie bietet ihren Patient*innen eine umfangreiche Analyse der Ursachen und eine gezielte und vielfältige Behandlung durch Manuelle Therapie, CMD-Therapie, Neuroathletik. Mit ihren Online-Trainingsprogrammen unterstützt sie ihre Patient*innen auf dem Weg zur Gesundheit. Auf ihrem Youtube-Kanal »Kieferwissen« bekommen Sie spannende Gesundheitstipps und Übungen rund um das Kausystem. Mehr erfahren Sie unter: www.kieferwissen.de

Stefanie Kapp

Gesunder Kiefer – Gesunder Körper

Die weitreichenden Folgen von Kieferschmerzen, Zähneknirschen und CMD verstehen. Mit ganzheitlichem Übungsprogramm

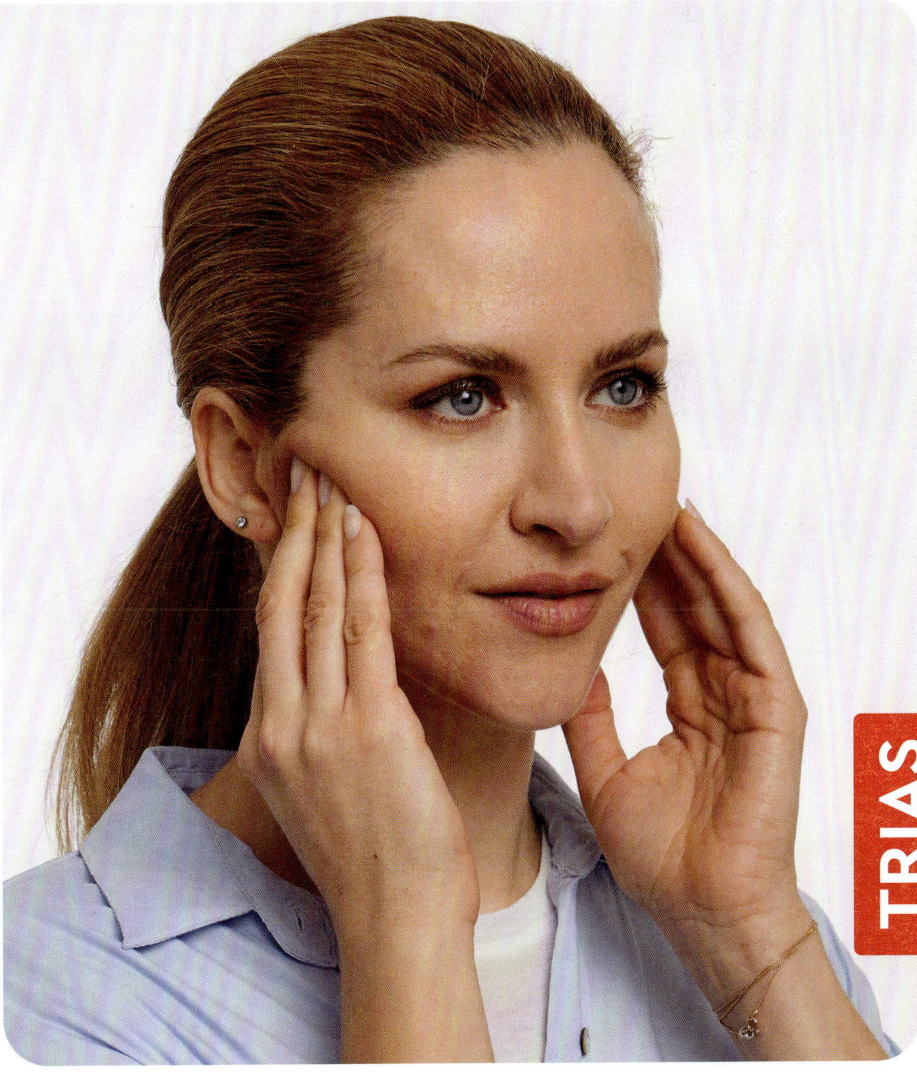

TRIAS

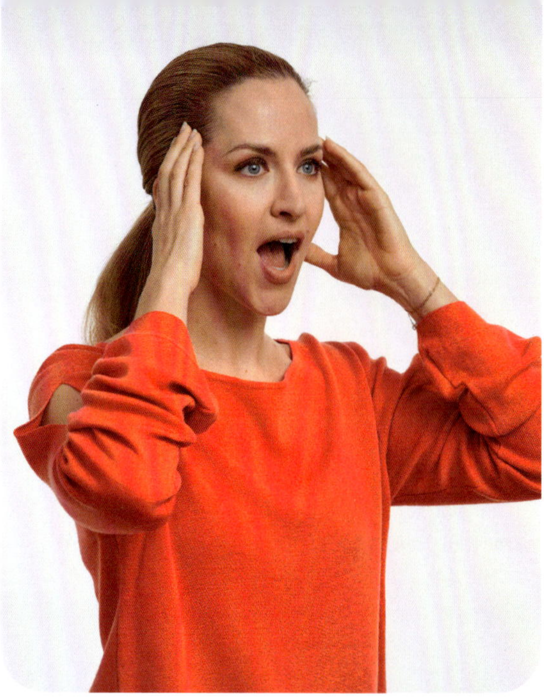

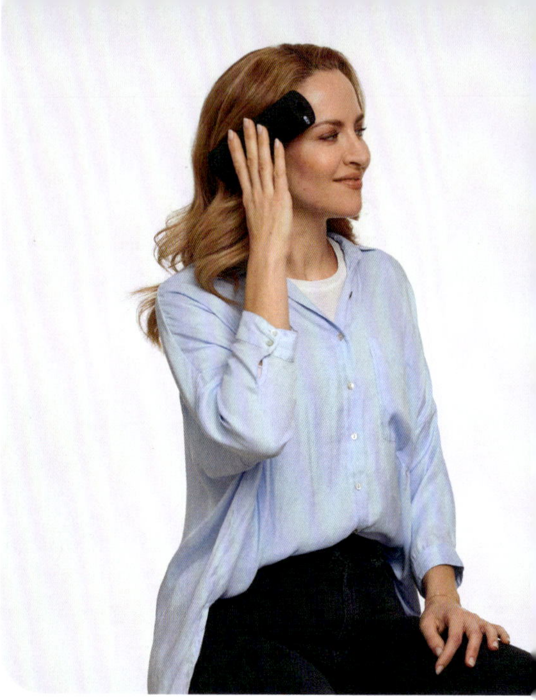

Exkurse

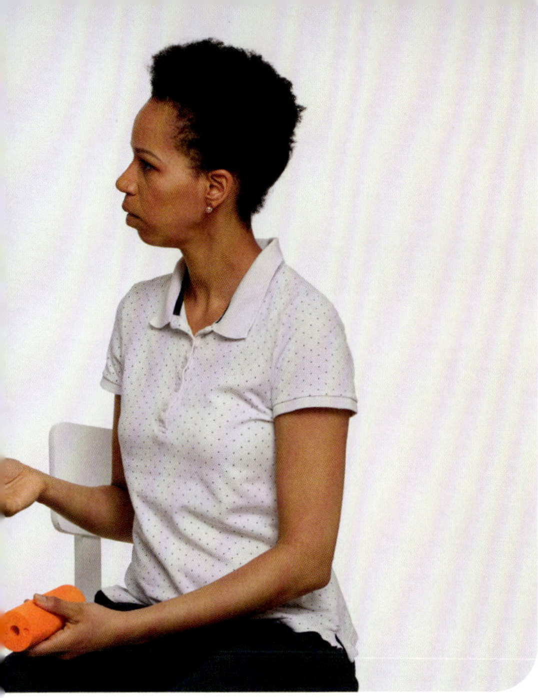

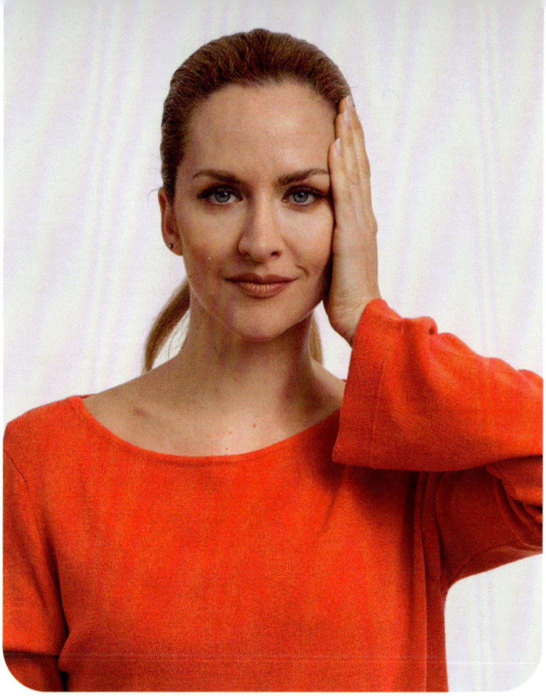

Das Kiefer-schmerzfrei-Programm

Liebe Leserin und lieber Leser,

während meiner jahrelangen Arbeit mit Betroffenen durfte ich wertvolle Erfahrungen und wertvolles Wissen sammeln. Als Physiotherapeutin bin ich zum einen dafür zuständig, Schmerzen im Bewegungsapparat zu lindern, zum anderen aber auch dafür, über die Entstehung aufzuklären und somit langfristige Erfolge zu sichern.

Die Ziele meiner Patienten sind im Fokus jeder Therapie und geben mir täglich die Möglichkeit zu wachsen und dazuzulernen. Bei chronischen Schmerzen wie beispielsweise der »Craniomandibulären Dysfunktion«, kurz CMD, ist dies immer essenziell wichtig, denn ein komplexes Beschwerdebild bedarf verschiedener Therapieansätze und eines umfangreichen Wissens. Nach einiger Zeit stellte ich fest, dass die reine Arbeit eines Physiotherapeuten am Körper nicht genügt, um CMD zu behandeln. Da die Entwicklung dieser Beschwerde nicht nur körperliche Ursachen hat, sollte die Lösung auch nicht nur auf mechanische Therapie beschränkt sein. Ein ganzheitliches, umfangreiches Programm ist notwendig, um auf allen Ebenen gerecht zu werden.

Daher führt dieses Buch durch die Ebenen Körper, Geist und Seele hindurch.

Das gibt die Möglichkeit, eine nachhaltige Linderung zu erzielen und den Betroffenen die Angst und Sorgen vor dem Verlauf zu nehmen.

Zu Beginn des Buchs finden Sie einen Leitfaden, der ihnen die Möglichkeiten gibt, die eigenen Beschwerden aufzusuchen und die Symptome zu erkennen. Auf einen Blick können Sie die Ursachen sehen und bekommen gezeigt, wo genaueres Wissen im Buch zu finden ist. Außerdem sind Übungen aufgelistet, die für die separaten Beschwerden empfehlenswert sind und im Übungsteil veranschaulicht werden.

Die darauffolgenden Kapitel beschäftigen sich mit der Funktion und dem Zusammenspiel im Kiefer-Kopf-Bereich und den zahlreichen Ursachen für die Entwicklung einer CMD. Vorgestellt werden die umgebenden Gewebe wie Muskulatur, Nerven und Gelenke und deren Beteiligungen.

Da eine CMD den gesamten Körper beeinflussen kann, beschäftigen wir uns mit dem Effekt einer Kettenreaktion auf die Position der Wirbelsäule, des Beckens und der Füße sowie der Verdauungsorgane. Sie werden erstaunt sein, wie viel andere Symptome an fernen Körperbereichen auf CMD zurückzuführen sind.

Infolgedessen folgt die Erklärung, wie ein chronischer Schmerz sich aufbaut, welchen Einfluss unser Gehirn nimmt und welche Strategien zur Beseitigung gewählt werden müssen.

Den Einfluss von seelischen Aspekten beleuchten wir, wenn wir uns anschauen, wie sehr Stress Schmerz und dessen Wahrnehmung beeinflussen kann. Außerdem schauen wir genauer auf die möglichen Botschaften der Seele, die sich im Körper manifestieren.

Der letzte Teil des Buchs ist ein ausführlicher Übungsteil. In diesem sind allgemeine wie spezielle Übungen demonstriert. So hat jeder die Möglichkeit, je nach eigener Beschwerde die passenden Übungen durchzuführen.

Sie sollen die Möglichkeit erhalten, das Beschwerdebild CMD ganzheitlich zu betrachten. Die Angst und Sorgen vor dem Verlauf oder den möglichen Folgeschäden zu verlieren und erkennen, dass Sie selbst Ihre Genesung wesentlich beeinflussen können und dabei nicht abhängig sind von Therapeuten oder Ärzten.

Gesundheit ist für jeden möglich!

Ihre Physiotherapeutin Stefanie Kapp

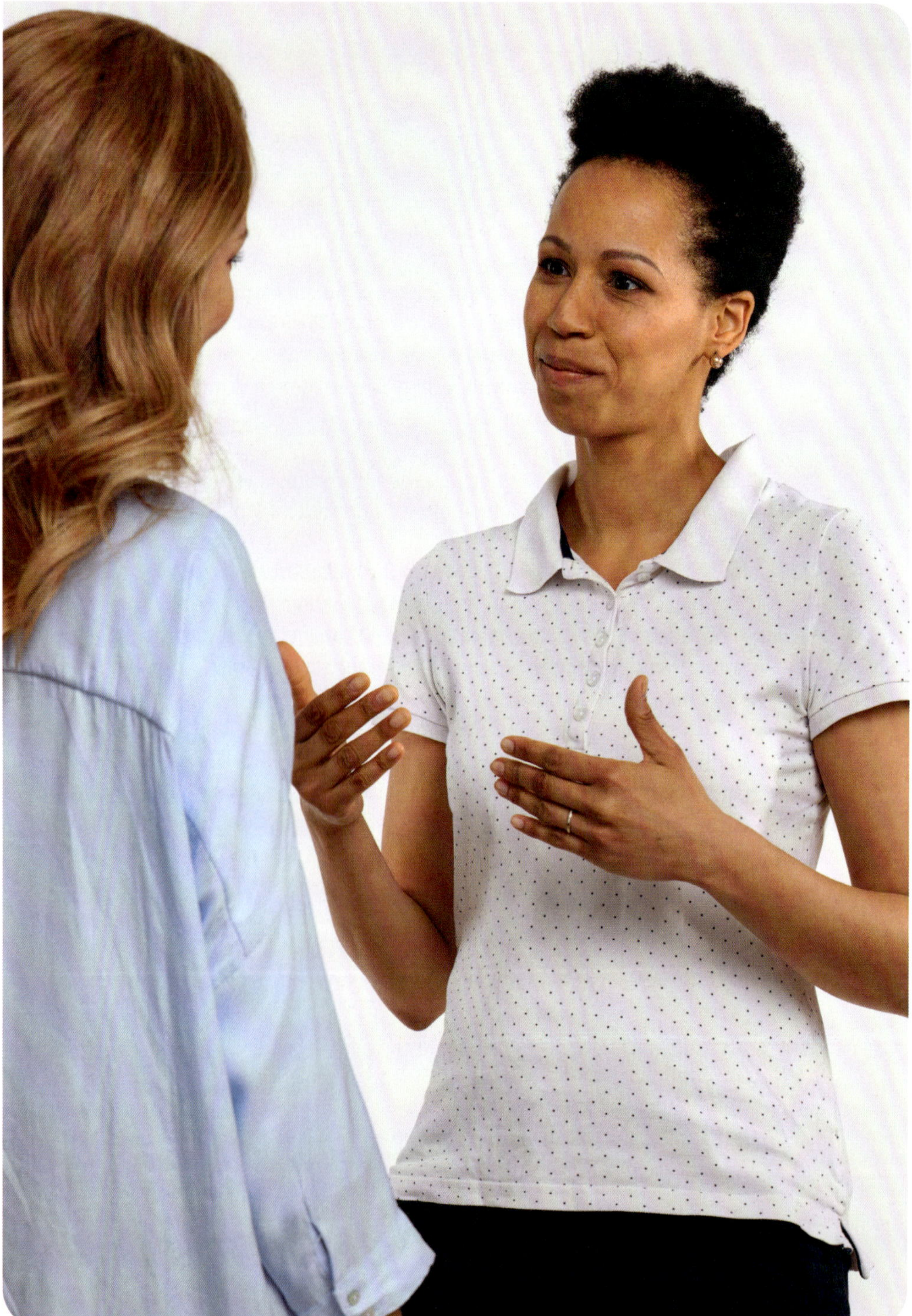

Einleitung

Sie haben Zahnschmerzen, aber wissen nicht, warum, denn Ihr Zahnarzt findet keine Ursache? Sie knirschen nachts mit den Zähnen und bekommen Verspannungen im Nacken nicht in den Griff? Dann kommt Ihnen bestimmt eine dieser Geschichten aus Ihrer eigenen Erfahrung bekannt vor: Clara ist Knirscherin. Nachts schieben und pressen ihre Zähne, deswegen hat sie eine Schiene erhalten. Aber das Knirschen ist damit natürlich nicht weg. Ganz im Gegenteil, denn ihre Kaumuskulatur ist trotzdem verspannt und Kopfschmerzen sind dazugekommen. Clara wird klar, dass die Schiene dauerhaft keine Lösung darstellt und letztlich nur die Symptome abschwächt.

Johannes hat dauerhafte Nackenverspannungen. Durch die Arbeit am PC wird er damit ständig konfrontiert. Immerzu muss er seinen Nacken dehnen und massieren, um durch seinen Arbeitstag zu kommen. Zahlreiche Besuche bei Physiotherapeuten liegen hinter ihm. Eines Tages hat Johannes einen Termin beim Zahnarzt. Dieser bemerkt ein Problem im Kiefer. Nun ist Johannes verwirrt: Kann der Kiefer auch für die Nackenschmerzen verantwortlich sein?

Laura plagen heftige Schmerzen am Backenzahn. Sie versuchte bereits mit Kälte und Medikamenten, diese zu lindern. Nachdem leider der Erfolg ausblieb, ist sie zum Arzt gegangen. Der Zahnarzt konnte nichts feststellen, was für den Schmerz verantwortlich ist. Nun fragt sich Laura, was die Ursachen sein könnten, und recherchiert fleißig im Internet nach möglicher Hilfe.

Der Kiefer-Kopf-Nacken-Bereich ist eines der komplexesten Bewegungssysteme unseres Körpers. Und Kiefer-, Kopf- und Nackenbeschwerden haben in den letzten Jahren rapide zugenommen. Zahnärzte sind damit beschäftigt, ständig neue Schienen zu entwickeln, und Therapeuten werden bei den Behandlungen vor immer neue Herausforderungen gestellt. Patienten sind zunehmend verwirrt über die Möglichkeiten der Therapieansätze und über die richtige Anwendung von Übungen.

Mit diesem Buch möchte ich einen Leitfaden schaffen, der auf die verschiedenen Symptome und somit Bedürfnisse abgestimmt ist. Empfehlenswert ist es, das Buch von vorn bis hinten durchzuarbeiten, da die einzelnen Kapitel aufeinander aufbauen. Zudem erfahren Sie im theoretischen Buchteil Wichtiges, das Ihnen im praktischen Buchtteil hilft, Schmerzpunkte aufzufinden und die Übungen korrekt auszuführen.

Leitfaden – Was steckt hinter meinen Kieferbeschwerden?

Dieser Leitfaden gibt eine Übersicht von den einzelnen Beschwerdebildern, die mit Kieferproblemen zusammenhängen, bis hin zu möglichen Lösungen.

Aufgelistet finden Sie Ihre individuellen Beschwerden mit den entsprechenden Symptomen und den auslösenden Ursachen. Wenn Sie Genaueres dazu lesen möchten, finden Sie in der Spalte »Wissen« den Buchteil mit näheren Informationen. In der letzten Spalte finden Sie die passenden Übungen zu Ihren Beschwerden.

Leitfaden

Beschwerdebild	Symptome	Ursachen	Wissen	Übungen
Zähneknirschen	• Abrieb der Zähne • Verspannungen der Kaumuskulatur	• Stress, Anspannung • Kieferfehlstellungen	• Kapitel »Wie viel Einfluss hat Stress auf CMD?« (S. 44) • Exkurs »Zähneknirschen und -pressen« (S. 40)	• Lippen flattern ((S. 74) • Aufrechte Haltung (S. 70) • Massage großer Kaumuskel von außen (S. 80) • Massage großer Kaumuskel von innen (S. 82) • Massage innerer Flügelmuskel (S. 86) • Mobilisationen für den Kiefer (S. 101) • Atemtechnik (4–7–8) (S. 79)
Zähnepressen	• empfindliche Zähne • Parodontose • Verspannungen der Kaumuskulatur	• Stress, Anspannung • Kieferfehlstellungen	• Kapitel »Wie viel Einfluss hat Stress auf CMD?« (S. 44) • Exkurs »Zähneknirschen und -pressen« (S. 40)	• Lippen flattern ((S. 74) • Aufrechte Haltung (S. 70) • Massage großer Kaumuskel von außen (S. 80) • Massage großer Kaumuskel von innen (S. 82) • Massage Schläfenmuskel (S. 84) • Mobilisationen für den Kiefer (S. 101) • Wackeltechnik (S. 72)

Beschwerdebild	Symptome	Ursachen	Wissen	Übungen
Kopfschmerzen				
Kopfschmerzen Schläfe	• Verspannungen an der Schläfe	• Pressen, Knirschen	• Kapitel »Wie viel Einfluss hat Stress auf CMD?« (S. 44) • Exkurs »Zähneknirschen und -pressen« (S. 40) • Kapitel »Anatomie der betroffenen Bereiche« (S. 20) • Kapitel »Die Symptome von CMD« (S. 25) • Exkurs Schmerzgedächtnis (S. 50)	• Massage Schläfenmuskel (S. 84) • Dehnung Schläfenmuskel (S. 96) • Ohrenmassage (S. 142) • Triggerpunkte am Musculus trapezius (S. 140) • alle HWS-Übungen (S. 157)
Kopfschmerzen Stirn	• Druck an der Stirn • Druck hinter den Augen	• Nasennebenhöhlenentzündungen • Hirnnerven • Verspannungen der oberen Kaumuskeln • Dysfunktion des visuellen Systems	• Kapitel »Wie viel Einfluss hat Stress auf CMD?« (S. 44) • Kapitel »Anatomie der betroffenen Bereiche« (S. 20) • Kapitel »Die Symptome von CMD« (S. 25) • Exkurs Schmerzgedächtnis (S. 50)	• Massage Schläfenmuskel • Massage Stirnfaszie (S. 126) • Triggerpunkte Augenbrauen (S. 126) • Zug am Schädeldach (S. 128) • alle HWS-Übungen (S. 157)
Kopfschmerzen Spannungskopfschmerz	• Druck, Pochen am hinteren Kopfbereich	• Einschränkungen der Halswirbelsäule • Verspannungen der Nackenmuskulatur • Durchblutungsstörungen • kraniales Nervensystem	• Kapitel »Wie viel Einfluss hat Stress auf CMD?« (S. 44) • Kapitel »Anatomie der betroffenen Bereiche« (S. 20) • Kapitel »Die Symptome von CMD« (S. 25) • Exkurs Schmerzgedächtnis (S. 50)	• Schmerzpunkte am Kopfwender (S. 160) • Mobilisation der HWS mit Drehung (S. 160) • Mobilisation der HWS mit Seitneige (S. 162) • Nervendehnung Nervus accessorius (S.158) • Stabilisation der HWS mit flacher Hand (S. 166) • Blickstabilisierung Augen (S. 168)
Migräne	• einseitige heftige Kopfschmerzen • Begleitsymptome (Übelkeit, Geräusch-/Lichtempfindlichkeit	• Einschränkungen der Halswirbelsäule • unregelmäßige Lebensgewohnheiten • Ernährung • Durchblutungsstörungen • kraniales Nervensystem	• Kapitel »Anatomie der betroffenen Bereiche« (S. 20) • Kapitel »Die Symptome von CMD« (S. 25) • Exkurs Schmerzgedächtnis (S. 50) • Kapitel »Die Ursachen von CMD – Beitragende Faktoren« (S. 34)	• Mobilisationen für den Kiefer (S. 101) • Entspannungen für den Kiefer (S. 65) • Mobilisation mit Drehung (S. 162) • Mobilisation mit Seitneige (S. 164) • Stabilisation mit flacher Hand (S. 168) • Blickstabilisierung Augen (S. 168)

Beschwerdebild	Symptome	Ursachen	Wissen	Übungen
Zahnschmerzen	• ziehende Zahnschmerzen an einem oder mehreren Zähnen	• Hirnnerven • Verspannungen der Kaumuskulatur	• Kapitel »Anatomie der betroffenen Bereiche« (S. 20) • Kapitel »Die Symptome von CMD« (S. 25) • Exkurs Schmerzgedächtnis (S. 50) • Kapitel »Ursachen – Bisslage« (S. 35)	• Sensibilität anregen (S. 66) • Mobilisationen für den Kiefer (S. 101) • Massagen für den Kiefer (S. 79) • Mobilisation der HWS mit Drehung (S. 160) • Mobilisation der HWS mit Seitneige (S. 162) • Stabilisation mit flacher Hand (S. 168)
Gesichtsschmerzen				
Jochbein/ Oberkiefer	• einseitig brennende, ausstrahlende Schmerzen oder heftig einschießend	• Hirnnerven • Verspannungen der Kaumuskulatur	• Kapitel »Anatomie der betroffenen Bereiche« (S. 20) • Kapitel »Die Symptome von CMD« (S. 25) • Exkurs Schmerzgedächtnis (S. 50)	• Lymphdrainage im Gesicht • Mobilisationen für den Kiefer (S. 101) • Massagen für den Kiefer (S. 79) • V-Technik (S. 94) • Ohrenmassage (S. 142)
Ohrenschmerzen	• einseitig brennende, ausstrahlende Schmerzen oder heftig einschießend	• Hirnnerven • Verspannungen der Kaumuskulatur • Entzündung des Kiefergelenks	• Kapitel »Anatomie der betroffenen Bereiche« (S. 20) • Kapitel »Die Symptome von CMD« (S. 25) • Exkurs Schmerzgedächtnis (S. 50) • Kapitel »Ursachen – Bisslage« (S. 35)	• Mobilisationen für den Kiefer (S. 101) • Massagen für den Kiefer (S. 79) • V-Technik (S. 94) • Dehnung mit Massage Schläfenmuskel (S. 21) • Ohrenmassage (S. 142) • Triggerpunkte am Musculus trapezius (S. 140)
Schluckstörungen	• Engegefühl der Kehle • Schluckprobleme beim Essen • Schmerzen vorderer Hals-/Kehlkopfbereich • Aufstoßen	• Hirnnerven • Verspannungen der Kaumuskulatur • Verspannungen am Mundboden	• Kapitel »Anatomie der betroffenen Bereiche« (S. 20) • Kapitel »Die Symptome von CMD« (S. 25) • Exkurs Schmerzgedächtnis (S. 50) • Kapitel »Auswirkungen auf den gesamten Organismus« (S. 56)	• Massage Mundboden (S. 88) • Dehnung Mundboden (S. 88) • Massage innerer Flügelmuskel (S. 86) • Zungenpendel (S. 122)

Beschwerdebild	Symptome	Ursachen	Wissen	Übungen
HWS	• Verspannungen der Nackenmuskulatur • Einschränkungen der Halswirbelsäule • Geräusche der Halswirbelsäule	• Verspannungen der Muskulatur • Blockierungen der Halswirbelsäule • Instabilitäten der Halswirbelsäule • Hirnnerven • periphere Halsnerven • Gleichgewichtssystem • visuelles System	• Kapitel »Anatomie der betroffenen Bereiche« (S. 20) • Kapitel »Die Symptome von CMD« (S. 25) • Exkurs Schmerzgedächtnis (S. 50) • Kapitel »Ursachen – Verletzungen« (S. 35) • Unterkapitel zum Thema Statik (S. 58)	• Mobilisationen für den Kiefer (S. 101) • Stabilisationen für den Kiefer (S. 113) • Aufrechte Haltung (S. 70) • Mobilisation der HWS mit Drehung (S. 160) • Mobilisation der HWS mit Seitneige (S. 162) • Stabilisation der HWS mit flacher Hand (S. 166) • Ball am Hinterkopf (S. 132) • Nickbewegungen (S. 134) • Nervendehnung Nervus accessorius (S. 158)
Kiefergelenke	• Geräusche des Kiefergelenks • Einschränkung der Mundöffnung • Verspannungen der Kaumuskulatur	• Verspannungen der Muskulatur • Abnutzungen der Kiefergelenke • Diskusverlagerungen • Hirnnerven	• Kapitel »Anatomie der betroffenen Bereiche« (S. 20) • Kapitel »Die Symptome von CMD« (S. 25) • Exkurs »Zähneknirschen und -pressen« (S. 40)	• Blackroll und Igelball (S. 90) • Mobilisationen für den Kiefer (S. 101) • Stabilisationen für den Kiefer (S. 113) • Übungen gegen Kieferknacken
Tinnitus	• alle Ohrgeräusche temporär oder permanent	• Kiefergelenk • Hirnnerven • Schädelknochen • Gleichgewichtssystem • Halswirbelsäule	• Kapitel »Anatomie der betroffenen Bereiche« (S. 20) • Exkurs »Zähneknirschen und -pressen« (S. 40) • Kapitel »Wie viel Einfluss hat Stress auf CMD?« (S. 44)	• Mobilisationen für den Kiefer (S. 101) • Stabilisationen für den Kiefer (S. 113) • Mobilisation der HWS mit Drehung (S. 160) • Mobilisation der HWS mit Seitneige (S. 162) • Stabilisation der HWS mit flacher Hand (S. 166)
Schwindel	• Schwanken, Lagerungsschwindel	• Blockierungen der Halswirbelsäule • Durchblutungsstörungen • Gleichgewichtsystem • Hirnnerven	• Kapitel »Ursachen – Verletzungen« (S. 35) • Exkurs »Zähneknirschen und -pressen« (S. 40) • Kapitel »Wie viel Einfluss hat Stress auf CMD?« (S. 44)	• Mobilisationen für den Kiefer (S. 101) • Stabilisationen für den Kiefer (S. 113) • Mobilisation der HWS mit Drehung (S. 160) • Mobilisation der HWS mit Seitneige (S. 162) • Stabilisation der HWS mit flacher Hand (S. 166) • Blickstabilisierung Augen

Abkürzungen: HWS: Halswirbelsäule; TRP: Triggerpunkt = Schmerzpunkt; Bisslage: die Position zwischen den Zähnen vom Ober- und Unterkiefer

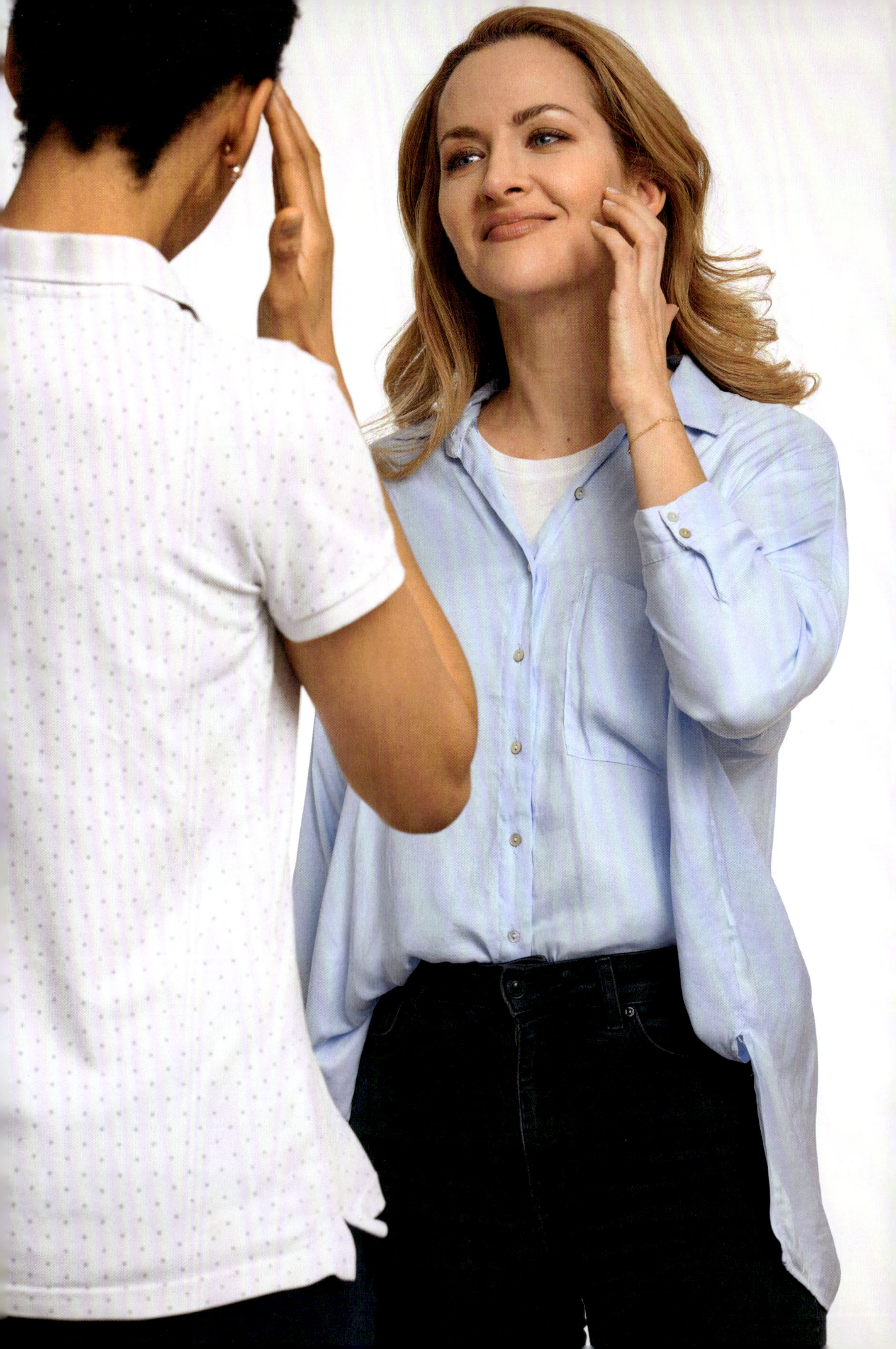

Was ist eigentlich CMD?

Die Diagnose »CMD« steht für (schmerzhafte) Funktionsstörungen. Leider fehlt diesem Befund ein klares Leitbild. Die Patienten schildern verschiedene Beschwerdebilder.

Das Wichtigste in Kürze

Der Begriff »CMD – Craniomandibuläre Dysfunktion« bezeichnet eine Kieferproblematik bzw. Funktionsstörung des Kausystems.

Der amerikanische Hals-Nasen-Ohren-Arzt James Costen beschrieb 1934 zum ersten Mal ein Beschwerdebild, das Ohrengeräusche und Kaumuskelschmerzen mit Biss- und Kiefergelenkveränderungen in Zusammenhang brachte. Die damalige Bezeichnung, Costen-Syndrom, ist mittlerweile veraltet, heute sprechen wir bei Kaufunktionsstörungen von der Craniomandibulären Dysfunktion, kurz CMD.

Die Wortzusammensetzung fasst Funktionsstörungen zwischen Cranium (Schädel) und Mandibula (Unterkiefer) zusammen. Die craniomandibuläre Verbindung sind die Kiefergelenke. Das Krankheitsbild CMD lässt sich auf Fehlregulationen der Muskulatur im Kiefer-Kopf-Bereich sowie auf Fehlstellungen der Kiefergelenke zurückführen. Infolgedessen breiten sich Symptome bis in andere Körperbereiche aus.

Die durch eine CMD ausgelösten Fehlfunktionen und Schmerzen finden sich in Deutschland bei einem Drittel der Erwachsenen. Zu den Symptomen werden Kiefergeräusche, Blockierungen bei der Mundöffnung, Schmerzen und alle Beschwerden (z. B. Schwindel, Tinnitus) gezählt, die als Ursache CMD vorweisen können. Viele dieser Beschwerden, beispielsweise Migräne, atypische Zahnschmerzen oder Ohrenschmerzen, lassen sich aber nicht immer leicht zuordnen.

Auch wenn immer mehr Menschen von CMD betroffen sind, so ist die Craniomandibuläre Dysfunktion in der Öffentlichkeit noch immer weitgehend unbekannt. Leider sind auch viele Ärzte mit der breiten Symptomatik nicht vertraut und können Zusammenhänge zwischen Beschwerde und Ursache nicht herstellen. Ein echtes Problem für die Betroffenen, die oft jahrelang von Facharzt zu Facharzt laufen, bevor sie einen Therapeuten finden, der die Symptome richtig deuten und tatsächlich helfen kann.

Geschlechterspezifisch sind Frauen weitaus häufiger von CMD betroffen als Männer.[1] Insgesamt sind ⅔ der CMD-Patienten weiblich.[2] Außerdem treten die Symptome vermehrt zwischen dem 25. und 40. Lebensjahr auf und nehmen mit zunehmendem Alter ab. Durch starke Einschränkungen der Lebensqualität kann die CMD erheblichen Einfluss auf das Alltagsleben eines Erwachsenen nehmen.

Schwierige Diagnosestellung

Alle Erkrankungen im Kiefer-, Gesichts- und Kopfbereich werden unter dem Begriff »Craniomandibuläre Dysfunktion« zusammengefasst. Diese Funktionsstörung umfasst alle schmerzhaften wie nichtschmerzhaften Zustände, die auf die strukturelle, biologische und psychische Fehlregulation der Muskulatur, der Hirnnerven, Schädelknochen und Kiefergelenke zurückzuführen sind.[3] CMD kann sich hinter Symptomen wie Gesichts-, Zahn-, Kopf- oder Rückenschmerzen oder Kiefergeräuschen, aber auch Beschwerden in entfernten Gebieten wie Ohrenschmerzen, Tinnitus, Schwindel, Sehstörungen, Verspannungen der Schulter-Nacken-Region verbergen. Es ist nachvollziehbar, dass die Beschwerden oftmals nicht gleich mit einer CMD in Verbindung gebracht werden. Da sich die Störungen von CMD so unterschiedlich ausprägen und in verschiedenen Körperabschnitten manifestieren, ist die Herausforderung für Betroffene und Ärzte groß. Genau deswegen wird eine CMD oftmals erst spät oder sogar gar nicht erkannt. Chronische Schmerzen und ein komplexer Therapieweg sind vorprogrammiert. Bei CMD ist es fast unabdingbar, mittels verschiedener medizinischer Disziplinen einen Weg zur Genesung zu bestreiten. Ein weitgefächertes Netzwerk von spezialisiertem Fachpersonal ist notwendig. Mögliche Hilfestellungen können hierbei durch den Zahnarzt, Kieferorthopäden, Physiotherapeuten, Osteopathen, Neurologen, HNO-Arzt und Verhaltenstherapeuten (psychologische Schmerztherapie) erfolgen.

Der Kieferbereich ist oftmals von Kieferfehlwachstum, logopädischen Fehlfunktionen wie Mundatmung, Stürzen auf Gesicht und Kieferregion oder anderen Erkrankungen des Zahnhalteapparates betroffen. Durch Maßnahmen wie Kieferregulierungen mittels Zahnspangen, Zahnersatz, Zahnentfernung oder Füllungen müssen sich die beteiligten Körpergewebe fortwährend anpassen.[4] Das Zusammenspiel von Muskeln, Gelenken, Zähnen, Faszien und Nervenbahnen kann durch diese Risikofaktoren gestört sein, sodass ein Ungleichgewicht auftritt. Die Kaumuskulatur beginnt sich zu verspannen, die Kiefergelenke knacken während der Mundöffnung und die Bewegung des Kiefers schränkt sich zunehmend ein.

Die Interaktion der weichen und harten Strukturen lässt auf die Entstehung von CMD Rückschlüsse ziehen. Vergleichen wir die Kieferregion mit einem gewöhnlichen Stuhl. Dieser Stuhl besitzt vier Stuhlbeine. Das erste Stuhlbein repräsentiert die hinteren Backenzähne, das zweite die Eckzähne, das dritte die Muskulatur von Kiefer sowie Halswirbelsäule und das vierte die beiden Kiefergelenke. Wenn nun eines der Stuhlbeine z. B. durch Zahnverlust, Zahnfehlstellungen, Überlastung der Muskulatur, einseitiges Kauverhalten oder Instabilitäten wegbricht, gerät der Stuhl in Schieflage. Die anderen drei Stuhlbeine müssen nun das zusätzliche Gewicht auffangen und den Stuhl stabil halten.

Unser Körper ist ein Meister der Kompensation und wird fortwährend versuchen, die anderen drei Stuhlbeine zu nutzen, um das fehlende auszugleichen. Die Dauer der Kompensation variiert dabei bei jedem Menschen und ist abhängig von dessen körperlicher und mentaler Verfassung. Nach einem gewissen Zeitraum kann man beobachten, dass die Überlastung den Körperbereichen schadet und zusätzliche Unterstützung von weiteren Arealen angefordert wird, die

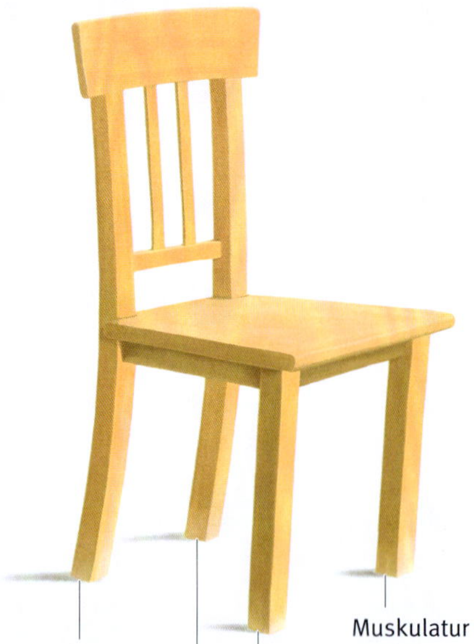

Wie eine Schieflage entsteht.

immer weiter vom eigentlichen Geschehen entfernt liegen. So werden dysfunktionale Abläufe im Zusammenspiel gebildet, die dem gesamten Körper schaden. Sobald ein erneutes belastendes Ereignis den Körper erfasst (z. B. durch Zahnarzteingriffe, Knirschen oder Pressen, Unfälle, Stress), bricht diese Hilfskette in sich zusammen und ein Schmerzkreislauf tritt zu Tage.

Wenn die Last zu viel wird

Die weitreichenden Auswirkungen der Funktionsstörung CMD nehmen im ersten Augenblick so manchen Patienten jegliche Hoffnung auf Besserung. Beschwerden können sich bis in den unteren Rücken, die Kniegelenke und Füße ausbreiten und zu

Merke

CMD ist eine Folge von fehlerhaften Funktionsabläufen im Kiefer-Schädel-Bereich.

Veränderungen in der Bewegung führen. Die Kette der Körperteile, die versuchen, die anfängliche Dysbalance aufzufangen, wird immer länger. Jedoch gibt es auch Hoffnung, denn jede Kette hat ihren Anfang und diesen gilt es aufzuspüren und zu therapieren. So können alle Folgeschäden gelindert bzw. beseitigt werden. Sie können sich diese Überlastung auch wie einen Rucksack vorstellen: Im Laufe der Zeit wandern immer mehr Steine von unterschiedlicher Größe in den Rucksack und vergrößern das Gewicht. Wenn der Rucksack voll ist, reicht der kleinste Stein, um unter der Last das Gleichgewicht zu verlieren.

Jeder Mensch besitzt solch einen Rucksack und füllt ihn im Laufe der Zeit mit Gewichten, z.B. durch Unfälle, Stress, emotionale Belastungen, Haltungsfehler, Fehlernährung, Narben. Im entscheidenden Moment, wenn der Rucksack sein Limit erreicht hat, entstehen chronische Erkrankungen oder Schmerzen, wie bei der Craniomandibulären Dysfunktion. Die Chance auf Erleichterung besteht nun darin, den Rucksack Stein für Stein wieder zu entleeren und dabei strategisch vorzugehen. Es empfiehlt sich, zunächst die größten Brocken auszupacken, dann nach und nach die kleineren. So wird die Belastung reduziert und Körper und Geist können heilen und genesen.

Alles, was wir als Handlung, Bewegung und Schmerz erfahren, beginnt als Gedanke im

Der passende Arzt je nach (Lokalisation der) Beschwerde.

Beschwerdebild	Medizinische Fachdisziplin
Kiefer Kiefergeräusche, Kiefersperre, Mundsperre, Schmerzen lokal, veränderte Zahnstellung, Verspannungen Kaumuskulatur	Zahnarzt, Kieferorthopäde
Zähne empfindliches Zahnfleisch, Zahnschmerzen, Zahnabrieb	Zahnarzt
Mundbereich / Gesichtsbereich brennende Zunge, Taubheit, Kribbeln, Missempfindungen Gesicht, einschießende Schmerzen	Neurologe
Kopfbereich Kopfschmerzen, Migräne, Schwindel, Kribbeln, Taubheitsgefühle	Neurologe
Ohren Ohrenschmerzen, Ohrengeräusche, Schwindel, Schluckbeschwerden, Engegefühl im Hals, Druckgefühl , Tinnitus	HNO
Augen Sehstörungen, Schmerzen hinter dem oder am Auge, Doppelbilder, verschwommenes Sehen, vermehrte Tränenflüssigkeit	Augenarzt

Gehirn und sollte dort auch gelöst werden. Dazu braucht unser Gehirn die notwendigen Ressourcen. Kümmert es sich fortwährend um jede Baustelle im Körper (Fehlernährung, Mangel an Bewegung, Stress etc.), hat es keinerlei Kapazität, für Entlastung zu sorgen. Der Fokus bei der Beseitigung von Kiefer-, Kopf- und Nackenschmerzen sollte immer auf einer ganzheitlichen Betrachtung und Lösungsstrategie liegen.

Welche Spezialisten können helfen?

Als Betroffener weiß man aufgrund der Vielzahl von Beschwerden oftmals gar nicht, welchen Arzt man am besten aufsuchen sollte. Die Symptome sind in den wenigsten Fällen auf einen Körperbereich fokussiert und die umfangreiche Problematik kann in Arztbesuchen oft nicht ausreichend dargestellt werden.

Zunächst ist es wichtig, eine Untersuchung bei einem guten Hausarzt durchführen zu lassen. So können Erkrankungen ausgeschlossen werden und der Arzt kann eine Orientierungshilfe bieten. Das weitere Vorgehen sollte durch die Einbindung anderer ganzheitlicher Therapieverfahren geplant werden. Die erste Anlaufstelle sollte ein auf CMD spezialisierter Zahnarzt sein, der in ein gutes Netzwerk aus Physiotherapeuten, Osteopathen etc. eingebunden ist.

Sollten sich die Beschwerden sehr genau lokalisieren lassen, können Sie auch gleich zu einem Facharzt gehen, in obiger Tabelle finden Sie die wichtigsten aufgelistet.

Anatomie der betroffenen Bereiche

Um festzustellen, ob eine Störung der Kiefergelenke bzw. eine CMD vorliegt, ist es sinnvoll, die Lokalisation der einzelnen Strukturen zu kennen. Nur so können Sie wissen, welchen Ursprung der vorhandene Schmerz oder die Einschränkung haben kann.

Der Kieferbereich ist mit seinen Nachbarregionen stark vernetzt. Durch die Muskulatur werden Knochen funktionell verbunden, die Faszien umschließen das Gebiet von außen nach innen und das Nervensystem im Kopfbereich breitet sich über Gesicht und Kiefer bis hin zum Magen-Darm-Trakt aus. Schauen wir uns all das genauer an.

Das Kiefergelenk

Um die verschiedenen Herausforderungen an dieses kleine Gelenk zu verstehen, bedarf es einen Blick auf Aufbau und Funktion. Die Kenntnisse über die Lage der einzelnen Bestandteile und die Verbindungen zueinander verdeutlichen, wie komplex der Kieferbereich in den gesamten Körper eingebunden ist.

Der Kiefer wird aus dem rechten und linken Gelenk gebildet; beide arbeiten stets synchron zusammen. Durch die weichen Strukturen der Muskulatur, der Blutgefäße und der Nervenbahnen wird eine Bewegung initiiert und ausgeführt. Je besser die Zusammenarbeit, die Koordination und die Position untereinander stimmen, umso präziser und freier ist die Funktion.

Wenn wir eine Bewegung ausführen wollen, beginnt alles mit einem Gedanken im Gehirn. Das ist bei jeder Bewegung so, egal, mit welchem Körperteil sie ausgeführt werden soll. Die Nerven leiten dann den Gedanken an Faszien und Muskulatur weiter, sodass diese mit dem notwendigen Krafteinsatz die Gelenke bewegen. Die ausgeführte Bewegung wird von den Muskeln zu den Nerven zurück zum Gehirn übermittelt, das abgleicht, ob der anfängliche Gedanke und die ausgeführte Bewegung übereinstimmen.

Schauen wir den Ablauf mal genauer an: Ein Bewegungsauftrag entsteht im Gehirn. Daraufhin wird ein Plan der Bewegung entworfen. Die verantwortlichen Nerven

Das Kiefergelenk mit all seinen Bestandteilen.

Bestandteile des Kiefergelenks	Bauteile	Funktion
Knöcherne Strukturen		
	Gelenkpfanne als Teil des Schädels, Gelenkköpfchen am Unterkiefer	Bildung des Gelenks
Weiche Strukturen		
Bänder	Bänder	Führung des Gelenks
Kapsel	Bindegewebe	Versorgung des Gelenks
Diskus	Bandscheibe	Ausgleich der Unebenheiten
Muskulatur		
großer Kaumuskel	Musculus masseter	schließt und schiebt Mund
Schläfenmuskel	Musculus temporalis	schließt und schiebt Mund
innerer Flügelmuskel	Musculus pterygoideus medialis	schließt und schiebt Mund
äußerer Flügelmuskel	Musculus pterygoideus lateralis	Vorschieben des Mundes
Mundbodenmuskulatur	Zungenbein / Schluckmuskulatur	öffnet den Mund, bewegt das Zungenbein
Gesichtsmuskulatur	alle mimischen Muskeln	Mimik im Gesicht
Nerven		
Nervus trigeminus (V)	Hirnnerv mit drei Ästen	Sensibilität, Versorgung von Drüsen, Kiefergelenk und Kaumuskulatur, Geschmack mit der Zunge
Nervus facialis (VII)	mimischer Nerv	Mimik, Versorgung von Drüsen, Geschmack mit der Zunge

leiten diesen Bewegungsplan an Faszien und Muskulatur weiter, sodass diese mit dem passenden Krafteinsatz das Kiefergelenk zur Bewegung bringen. Anschließend wird das Resultat über die Nerven zum Gehirn gesandt und ein Abgleich zwischen gewollter und erfolgter Bewegung erfolgt.[5]

Sollte der Ablauf dieser Funktionskette nicht stimmen, weil Körperteile in Position oder Zusammenarbeit fehlerhaft sind, kann dies zu Abnutzungserscheinungen, Verlagerungen oder dauerhaft verspannter Muskulatur führen. Jedes Glied hat seine individuelle Aufgabe in der Funktionskette und erleidet langfristig Störungen, wenn es über- bzw. unterfordert wird.

Beim Kiefergelenk treten solche Störungen beispielsweise nach einem längeren Eingriff

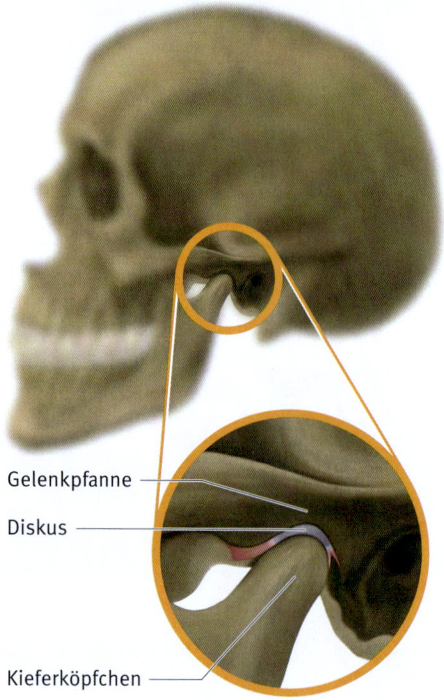

▲ Das Kiefergelenk mit all seinen Bestandteilen.

▼ Der Diskus befindet sich zwischen Kieferkopf (Unterkiefer) und Kieferpfanne (Schädelknochen).

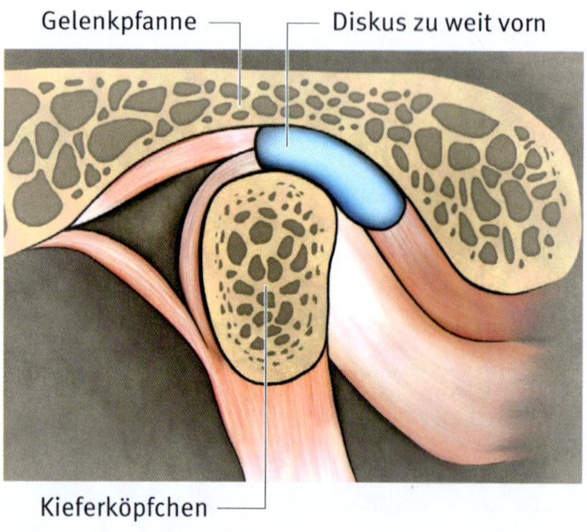

beim Zahnarzt auf. Sie müssen Ihren Mund lange öffnen, die Kaumuskulatur wird überdehnt, kann somit der Stabilisation im Kiefer nicht mehr helfen und plötzlich treten eine verringerte Mundöffnung, Schmerzen oder ein Knacken auf. Oftmals gehen einem solchem Ereignis schon ältere Kieferprobleme voraus, die bisher nicht wahrgenommen oder ignoriert wurden, und nun gerät das ganze System aufgrund des kleinen Auslösers eines Zahnarztbesuchs aus der Balance.

Die Bandscheibe des Kiefergelenks

Zwischen Gelenkpfanne und Gelenkkopf befindet sich eine Scheibe (lat. Diskus). Diese ist für den Ausgleich der Gelenkstrukturen am Kieferköpfchen befestigt. Der Diskus ist bei allen Bewegungen des Kiefergelenks beteiligt. Er ruht sanft wie ein Luftkissen auf dem Kieferkopf und bewirkt eine Pufferfunktion zwischen Gelenkkopf und Gelenkpfanne.

Die Muskulatur im Kaubereich

Die Muskulatur lässt sich in drei Bereiche unterteilen:

- Kaumuskulatur
- Mundbodenmuskulatur
- Gesichtsmuskulatur

Kaumuskulatur

Die Kaumuskulatur des Kieferbereichs ist eine der stärksten im menschlichen Körper. Die Beißkraft eines Menschen liegt bei etwa 80 kg. Im Vergleich dazu liegt die Beißkraft eines Wolfes bei nur 35 kg. Die Kaumuskulatur sorgt dafür, dass der Mund geöffnet bzw. geschlossen und zur Seite, nach vorn und nach hinten verschoben werden kann. Dieser Ablauf wird beim Kauvorgang mehrmals

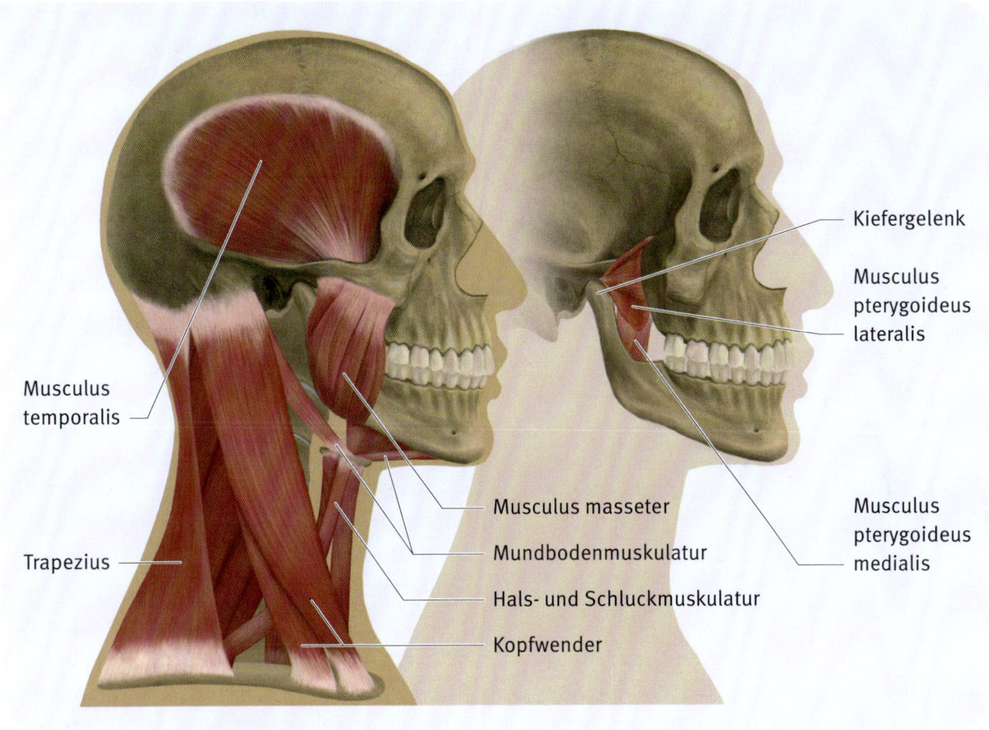

Die Muskulatur im Kaubereich.

täglich vollführt und sollte mühelos möglich sein. Ist dies nicht möglich, werden belastende Kräfte ins System geleitet, da andere Körperteile Aufgaben übernehmen müssen, für die sie eigentlich nicht zuständig sind.

Musculus masseter: Der große Kaumuskel liegt zwischen Unterkiefer und Oberkiefer. Er führt die Bewegungen zur Seite und zum Schließen des Mundes aus. Bei Verspannungen dieses Muskels beklagen die Betroffenen Schmerzen an der Wange und im Kieferbereich, teilweise mit Ausstrahlung in den Zahnbereich.

Musculus temporalis: Der Schläfenmuskel liegt zwischen Schädelknochen und Unterkiefer. Er arbeitet zusammen mit dem großen Kaumuskel und bewirkt eine Stabilisation des Unterkiefers. Er führt die Bewegungen aus, die den Mund schließen und zur Seite führen. Bei Verspannungen klagen die Betroffenen über Schmerzen im Schläfenbereich, teilweise mit Ausstrahlung in den Zahnbereich oder in die Nasennebenhöhlen.

Musculus pterygoideus medialis: Der innere Flügelmuskel liegt zwischen dem Rand des Unterkiefers und dem Schläfenbein. Er ist zuständig für die Schließung und die Seit- und Rückverschiebung des Mundes. Bei Verspannungen klagen die Betroffenen über Schmerzen am Kiefergelenk und am Ohr, manchmal auch im Rachen- und Gaumenbereich und über Schluckbeschwerden.

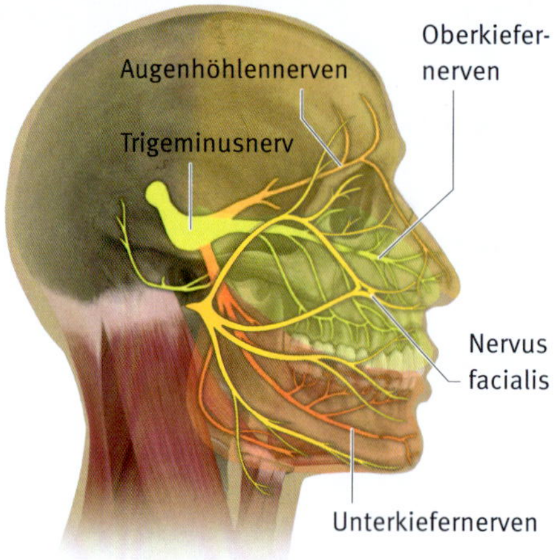

Das Nervensystem im Kiefer setzt sich aus dem Trigeminusnerv und dem Nervus facialis zusammen.

Musculus pterygoideus lateralis: Der äußere Flügelmuskel liegt zwischen Schläfenbein und Diskus. Er schiebt den Mund vor. Bei Verspannungen klagen die Betroffenen über Diskusverlagerungen, Schmerzen im Kiefergelenk, im Ohrbereich und am Jochbein.

Mundbodenmuskulatur

Zu den Muskeln des Mundbodens zählen die untere und obere Zungenbeinmuskulatur und die Mundbodenmuskulatur. Sie alle arbeiten beim Vorgang des Kauens gemeinsam mit den Kaumuskeln. Wie auch die Kaumuskeln können auch sie Überbeanspruchung, Verspannung und Dysbalancen erleiden. Bei Verspannungen klagen die Betroffenen über Verspannungen und Schmerzen im Mundbodenbereich, im vorderen Halsbereich und auch über Schluckbeschwerden und Schulterschmerzen.

Gesichtsmuskulatur

Der Mensch besitzt 26 Gesichtsmuskeln, die recht oberflächlich im Gesicht liegen und für jeden Gesichtsausdruck, unsere Mimik, sorgen. Die Gesichtsmuskeln werden vom Nervus facialis angesteuert. Bei Auffälligkeiten klagen die Betroffenen einseitig über eine verzögerte Mimik. Bei Problemen mit dem Nervus facialis kann es zu einer Verbreitung in den angrenzenden Geweben (Nerven, Blutbahnen, Knochen) kommen.

Das Nervensystem

Nervus trigeminus: Der 5. Hirnnerv entspringt dem Hirnstamm und verläuft an den Schläfenbeinen, vorbei am Kiefergelenk zur Spitze des Unterkiefers. Mit seinen drei Ästen ist er verantwortlich für die Sensibilität des Gesichts, die Tränen- und Speichelproduktion, den Geschmack auf der Zunge, das Kiefergelenk und dessen Muskulatur. Der Trigeminus besitzt Nervenkerne im Mittelhirn, im verlängerten Markhirn und in der Halswirbelsäule. Daher ist es verständlich, dass dieser Nerv sehr anfällig ist und sich Störungen im Nerv gerne in Nachbarareale ausbreiten. Im Kapitel »Symptome im Gesichtsbereich« (S. 29) erfahren Sie noch mehr.

Nervus facialis: Der 7. Hirnnerv ist bekannt als Gesichtsnerv. Er entspringt dem Hirnstamm und läuft durch den Schädelknochen zum inneren Gehörgang. Durch seine sensiblen, sensorischen und motorischen Fasern steuert er alle Gesichtsmuskeln. Im Kapitel „Symptome im Augen- und Ohrenbereich“ (S. 31) gehe ich noch mehr auf diesen Nerv ein.

Die Symptome einer CMD

Eine CMD kann sich vielfältig auswirken und sich auf den ganzen Körper ausbreiten

Der Kieferbereich hat über Muskulatur, Faszien, Knochen und Organe zahlreiche Verbindungen in andere Körperbereiche. Das wiederum ist aber auch eine Chance, denn so können Beschwerden besser beeinflusst werden. Jedoch sollte beachtet werden, dass nicht jeder Schmerz in einer möglichen Verbindungszone zwangsläufig auf eine CMD rückschließen lässt.

Unser Körper ist komplex und Beschwerden wie beispielsweise Tinnitus oder Kopfschmerz erfordern nicht zwingend das Vorliegen einer CMD. Andererseits wäre es aber auch denkbar, dass eine CMD vorliegt, Tinnitus aber unabhängig von dieser Dysbalance entstanden ist. Es gilt bei allen Beschwerden, den ärztlichen und therapeutischen Rat zu suchen.

Die Anzahl der Symptome in den verschiedenen Körperregionen, die auf eine Störung des Kiefergelenks hinweisen können, ist recht groß. Folgende Bereiche können von Schmerzen und Beschwerden geplagt sein:

- Kiefergelenk
- Kaumuskulatur
- Zähne
- Gesichtsbereich
- Kopfbereich
- Augen- und Ohrenregion
- Halswirbelsäule und Nacken
- Schluckapparat und Halsbereich
- Schultergelenk
- Magen-Darm-Trakt

Symptome in den Kiefergelenken

- Kiefergelenkgeräusche (Knacken, Reiben, Knistern)
- Schmerzen bei der Mundöffnung
- verkleinerte Mundöffnung
- Kiefersperre (Kiefer verhakt in Bewegung)
- Verspannungen Kaumuskulatur
- Bewegungsschmerzen

Kiefergeräusche und Kiefersperre

Ein Kiefergelenk kann auf verschiedenste Arten ein Geräusch produzieren. Mögliche

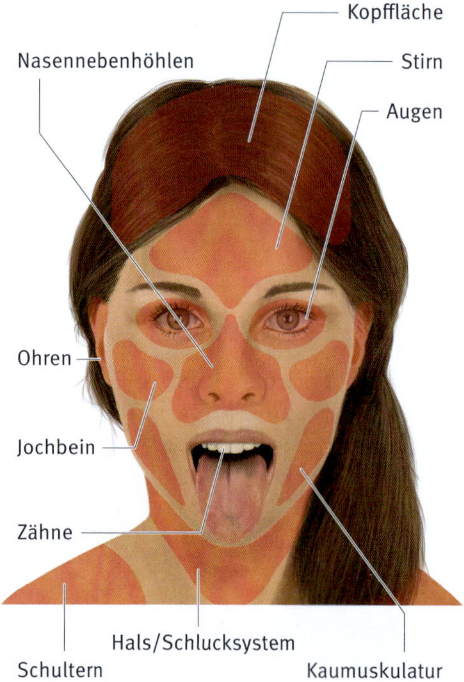

Beschwerdenbereich vorn von Kopf über Gesicht bis zum Brustbereich.

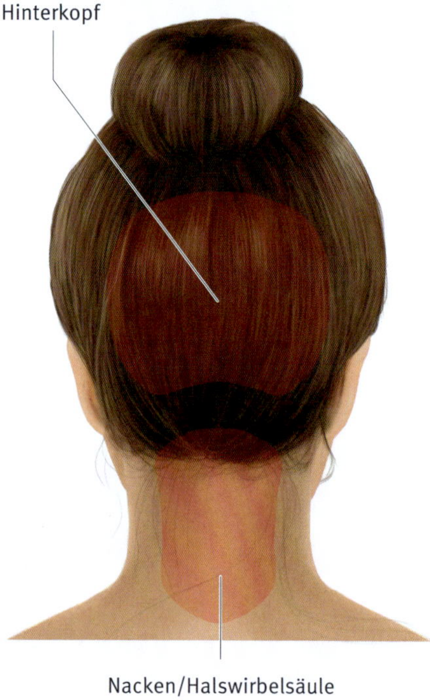

Beschwerdenbereich hinten vom Hinterkopf bis zum Nacken.

Ursachen können sein: eine Diskusverlagerung des Kiefergelenks, Arthrose im Gelenk oder eine verhärtete Muskelfaser.

Bei einer Diskusverlagerung entsteht ein lautes Knacken bei Mundbewegungen. Im Falle einer Arthrose liegt eine Anpassungsveränderung im Gelenk vor. Als Konsequenz von dauerhafter Überlastung durch Knirschen (Bruxismus) oder Pressen, einseitiges Kauen und ggf. Veränderungen im Biss tritt der Abrieb der Gelenkflächen zu Tage. Damit einher gehen oft Schmerzen und Bewegungseinschränkungen.

Meist entsteht das Geräusch ohne Schmerzen, verschwindet oftmals von selbst wieder oder kann durch entsprechende Übungen behoben werden. Begleitet werden kann das Kiefergeräusch von einer Kiefersperre bzw. Kieferklemme. Die Kiefersperre stellt den Moment dar, in dem das Kiefergelenk seine normale Bewegungsbahn verlässt, durch einen Widerstand im Gelenk gestört wird und nun versucht, in seine ursprüngliche Position zurückzufinden.

Knacken im Kiefergelenk

Ein weiteres häufiges Symptom im Kieferbereich ist das Kiefergelenkknacken, das plötzlich beim Öffnen oder Schließen des Mundes laut zu hören und spüren ist. Für Betroffene ist das Geräusch durch seinen

Ursprung nahe dem Ohr recht störend, viele haben aber vor allem die Sorge, dass das Geräusch dauerhaft auftreten und weitere Schäden verursachen könnte.

Zwischen den Geräuschen im Kiefer muss sehr sorgfältig unterschieden werden. Ein hartes, laut hörbares Knacken weist auf eine Verlagerung des Diskus (Scheibe des Kiefergelenks) hin, wohingegen ein sanftes Reiben oder Knistern auf eine Verspannung der Muskulatur oder der weichen Strukturen hindeutet.

Verlagerung des Diskus

Eine Verlagerung des Diskus nach vorn löst ein lautes Knacken aus. Dieser Vorgang wird bei der Mundöffnung beobachtet, denn der Diskus versucht, wieder auf das Kieferköpfchen zu gelangen, und dieser Vorgang löst das Geräusch aus.

Ursachen für solche Verlagerungen können sein:

- anhaltender Druck des Gelenkkopfs in die Pfanne, durch Pressen oder Knirschen wird der Diskus in die Pfanne nach oben gedrückt
- Überlastung der Kaumuskulatur und damit eine Überdehnung der Gelenkstrukturen
- Verlagerung des Unterkiefers nach hinten (genetisch oder durch Trauma)
- Zahnverlust und damit Beanspruchung des Kiefergelenks

Eine Verlagerung ist meist schmerzlos und hebt sich nach einer Weile von selbst wieder auf. In einigen Fällen kann es jedoch sein, dass die Verlagerung sich verschlimmert und somit der Diskus den Kieferkopf in der Bewegung behindert.

Ein Beispiel: Ein Patient liegt bei einer erfolgreichen zahnärztlichen Behandlung auf dem Zahnarztstuhl, kann aber plötzlich seinen Mund nicht mehr öffnen. Lediglich eine kleine Bewegung von etwa einem Zentimeter ist unter starken Schmerzen möglich. Der Patient leidet seit vielen Jahren unter Kieferknacken, hat diesem bisher aber keinerlei Beachtung geschenkt. Was ist passiert? Aus der ersten Verlagerung des Diskus »Kieferknacken« hat sich eine totale Diskusverlagerung ergeben, die nun das Kiefergelenk hindert, eine volle Mundöffnung zu gewährleisten. Wenn dies nicht akut behandelt wird, bleibt diese Einschränkung der Mundöffnung bestehen.

Eine Diskusverlagerung ohne Rückführung sollte akut effektiv behandelt und durch manuelle Techniken gelöst werden. Wird die totale Verlagerung nicht behandelt, löst sich der Diskus mit seinen Fasern auf und behindert fortwährend den Kieferkopf in seinen Bewegungen. Bemerkbar wird das durch eine stark reduzierte Mundöffnung (max. 2,5 cm) und Arthrose im Kiefergelenk.

Ursache Kaumuskulatur

Verspannungen der Kaumuskulatur, Bewegungsschmerzen und eine verkleinerte Mundöffnung resultieren oft aus Verkürzungen und Triggerpunkten in der Kaumuskulatur. Die beiden Hauptmuskeln des Kiefers (M. masseter und M. temporalis) können durch anhaltendes Knirschen und Pressen, Zahnfehlstellungen, Instabilität der Halswirbelsäule oder durch Verhärtungen oder Blockierungen Schmerzen bewirken. Patienten können den Mund nur unter Spannungsschmerz öffnen und haben morgens oftmals eine verspannte Kau- und Kiefermuskulatur.

Wichtig

Ein Triggerpunkt ist ein Schmerzpunkt, der in einem Muskelbündel liegt und lokal für Schmerzen sorgen kann oder auch verschiedene Ausstrahlungsbereiche triggert. Durch manuellen Druck im Muskel können diese Punkte aufgesucht und gelindert werden.

Schmerzen in den Hauptkaumuskeln können bei aktiven Triggerpunkten bis in die Schneide-, Eck- und Backenzähne ausstrahlen, Schläfenkopfschmerz und Schmerzen im Bereich der Nasennebenhöhlen können ebenfalls auftreten.

Nach kurzen, ungewohnten Belastungen (langes Aufhalten des Mundes beim Zahnarzt, intensives Kaugummikauen, kieferorthopädische Behandlungen, Stürze) können akute Beschwerden entstehen. Durch gezielte Ruhe und Selbstübungen sind sie meist zu beheben. Sollten diese Belastungen langfristig bleiben und auf weitere schon bestehende Störungen treffen (Knirschen oder Pressen, HWS-Blockierungen, ungünstige Körperhaltung), wird eine Anpassung im Gewebe entstehen und der Zustand kann chronisch werden.[6]

Symptome an den Zähnen

Zähne sind ganzheitlich in unseren Körper vernetzt und können vom Kieferbereich beeinflusst werden.

Folgende Symptome sind möglich:

- unklare Zahnschmerzen
- Gefühl, dass der Biss nicht mehr stimmt
- Parodontose
- empfindliches Zahnfleisch
- Zahnabrieb durch Knirschen

Die Zähne sind in den Funktionskreis des Kiefers eingeschlossen und können daher die Lage der Kiefergelenke beeinflussen. Jede Berührung der Zahnreihen untereinander bewirkt tausende von aufsteigenden Informationen an das Gehirn. Bei vielen von uns wurden Zähne gezogen, mit Kronen versehen oder Zahnwurzeln behandelt. Das alles kann dazu führen, dass die Zahnreihen anders aufeinander schließen, im besten Fall nur für kurze Zeit. Sollte dies bestehen bleiben, senden die Zähne störende Informationen an das Gehirn. Dieses leitet dann Schutzmaßnahmen durch die Muskulatur ein. So können Dysbalancen in der Kaumuskulatur und Überlastung der Kiefergelenke entstehen oder einseitiges Kauen. Ebenso können Schmerzen in Zähnen, Kiefergelenken und Bissveränderung die Folge sein.

Unsere Zähne werden vom 5. Hirnnerv, dem Nervus trigeminus, versorgt. Dieser Nerv kann schon durch kleinste Irritationen (z. B. Zahnarztbehandlungen) gestört werden, sodass unklare Zahnschmerzen entstehen. Bei fehlenden Zähnen ist dieser Nerv oftmals überlastet und kann von einschießenden, heftigen Schmerzen bis hin zu Sensibilitätsstörungen im Gesichts- und Kieferbereich erhebliche Probleme verursachen. Oftmals suchen Betroffene jahrelang nach dem Grund ihres unklaren Zahn- und Gesichtsschmerzes, da durch eine zahnärztliche Untersuchung keinerlei Ursachen festgestellt werden konnten. Sollte dies bei Ihnen der Fall sein, sollte von einem spezialisierten Physiotherapeuten eine Funktionsanalyse des N. trigeminus vorgenommen und ggf. eine Therapie durchgeführt werden.

Bissveränderungen

Unsere Zahnstellung ist beständig im Wandel und wird von der restlichen Körperhaltung beeinflusst. Veränderungen im Biss können aus Dysbalancen der Kiefergelenke, der Halswirbelsäule und sogar der unteren Extremitäten entstehen. Oftmals geschieht dies nach Stürzen, Brüchen oder dauerhaften muskulären Verspannungen. Hier muss nicht gleich eine Bisskorrektur die Lösung sein, vieles lässt sich mit gezieltem Körpertraining wieder ins Lot bringen. Viele Fehlstellungen können durch gezieltes Training der Kiefergelenke, der Wirbelsäule und des Rumpfes aufgehoben werden und beeinflussen so auch die Bisslage.

Empfindliches Zahnfleisch, Parodontose, Zahnabrieb

Diese Auffälligkeiten lassen auf die dauerhaften Gewohnheiten von Knirschen und Pressen schließen. Durch den ständigen Druck bzw. Abrieb werden Zahnfleisch, Zahnschmelz und Mundschleimhaut angegriffen und verändern sich. Sichtbar wird dies an abgeschliffenen Zähnen, Abdrücken auf der Zunge und in den Wangentaschen. Das Resultat sind schmerzende, empfindliche Zähne und die Einlagerung von Bakterien.

Symptome im Gesichtsbereich

Im Gesichtsbereich können folgende Symptome auftreten:

- Missempfindungen und Kribbeln
- Schmerzen
- Berührungsempfindlichkeit der Haut
- Druckempfindlichkeit der Nasennebenhöhlenregion
- Schmerzen der Augenregion

Im Gesichtsbereich treffen häufig die Auswirkungen des Nervus trigeminus und oder Nervus facialis zusammen. Diese beiden Hirnnerven versorgen das Gesicht und können für Missempfindungen, Kribbeln, Taubheit und Schmerzen sorgen.

Viele der Betroffenen haben beispielsweise einen Zahnarzteingriff, einen Sturz auf Kopfbereich oder einen Unfall der Halswirbelsäule hinter sich, wodurch Veränderungen der Knochen und des Nervensystems eintreten können. Die Folge können Irritationen der einzelnen Nerven durch mechanische Reize des Zahnarzteingriffs oder durch Verschiebungen im Schädelbereich sein.

Ständige Veränderungen des Schädels

Der Schädel setzt sich aus 22 Schädelknochen zusammen und ist der Sitz unseres Gehirns und der Sinnesorgane (Geruchs-, Seh-, Gleichgewicht- und Geschmackssinn). Unterteilt wird er in zwei Bereiche, den Hirnschädel und den Gesichtsschädel. Die Knochen des Hirnschädels (Neurocranium oder auch Cranium cerebrale) bilden eine stabile Hülle um das Gehirn, der Gesichtsschädel (Viscerocranium oder auch Cranium viscerale) umfasst die Knochen, die das Gesicht formen. Die einzelnen Knochen sind durch Knochennähte getrennt. Diese werden als Schädelnähte bezeichnet und sind für das Wachstum der einzelnen Knochenplatten und des Schädels entscheidend.

Der Schädel unterliegt ständigen Veränderungen, die durch externe oder interne Faktoren bestimmt werden. Lange ging man davon aus, dass die Schädelnähte im Erwachsenenalter vollkommen verknöchert sind und somit keine Veränderung mehr

Wichtig

Veränderungen der einzelnen Schädelnähte sind noch bis ins hohe Alter möglich, die Nähte können sich somit dem Druck von außen (Stoß, Unfall) oder innen (Blutungen, Viren) anpassen.

stattfindet. Laut neuesten Studien[7, 8] kann der Schädel aber in seiner Form bis ins hohe Alter wandelbar sein und es kann zu kleinsten Verschiebungen kommen. Auslösen können diese Verschiebungen beispielsweise kieferorthopädische Behandlungen, Stürze oder Unfälle, Schwellungen im Gehirn, Viren oder Bakterien etc.

Dementsprechend müssen sich Blutgefäße, Nervengewebe und Faszien im und am Schädel anpassen und dies kann zu Platzmangel führen. Die genannten Strukturen können Irritierungen an Immobilität, permanenten Druck oder Nährstoffversorgung erfahren und somit entwickeln sich Schmerzen.

Symptome im Kopfbereich

Kopfschmerzen sind eines der häufigsten Symptome in Deutschland, gleich nach dem klassischen Rückenschmerz. 57 % der Frauen und 44 % der Männer geben an, mindestens einmal innerhalb eines Jahres von Kopfschmerzen betroffen zu sein. Davon fallen auf die Kriterien von Migräne 14,8 % der Frauen und 6,0 % der Männer. 10,3 % der Frauen und 6,5 % der Männer sind von Spannungskopfschmerz betroffen. 82,5 % der betroffenen Frauen und 67 % der Männer nehmen Medikamente zur Behandlung der akuten Schmerzen ein.[9]

Die Kopfregion ist u. a. durch die gemeinsame Lokalisation an den Schädelknochen eng mit der Kieferregion vernetzt. Durch Verbindungen der Muskeln, Nervenstränge und Blutgefäße zwischen Kopf und Kiefer ist bei vielen Betroffenen eine Störung der Kiefergelenkfunktion mit den dazugehörigen Strukturen (Nervengewebe, Kaumuskeln) feststellbar.

Laut IHS (International Headache Society) gibt es Stand heute über 220 verschiedene Kopfschmerzarten. Viele korrelieren untereinander oder kombinieren sich miteinander und eine Beteiligung der Kiefergelenkregion ist bei vielen bekannt.

Drei der häufigsten Formen:

1. **Migräne mit und ohne Aura:**
   Schmerz einseitig, hohe Schmerzintensität, gekoppelt mit mindestens zwei Begleitsymptomen wie Übelkeit, Erbrechen, Geräusch- und Lichtempfindlichkeit; Die Migräneanfälle können wöchentlich bis jährlich auftreten.
2. **Spannungskopfschmerz:**
   dumpfer, bohrender beidseitiger Schmerz am Hinterkopf, ausstrahlend in Kopf und Gesicht, mittlere Stärke, mögliche Begleitsymptome wie Übelkeit, Erbrechen, Geräusch- und Lichtempfindlichkeit
3. **Clusterkopfschmerz:**
   starker einseitiger Kopfschmerz, bis zu zwei Stunden anhaltend, tränende Augen, laufende Nase. Die Anfälle können wöchentlich bis alle paar Jahre auftreten.

Die Ursachen von Kopfschmerzen sind fast so zahlreich wie die Kopfschmerzarten selbst. Eine der häufigsten Kopfschmerzarten ist der Schläfenschmerz. Dieser wird durch beständiges Pressen oder Knirschen und damit durch die Verspannungen des Schläfenmuskels ausgelöst. Schmerzen am Hinterkopf sind häufig auf Verspannungen der Nackenmuskulatur, das visuelle System sowie Instabilitäten oder Blockierungen der oberen Kopfgelenke zurückzuführen. Im Gesicht und vorderen Kopfbereich deuten Kopfschmerzen auf Störungen des Kiefergelenkes, des Kiefers und der Augennerven, der Zähne sowie der Entgiftungsorgane hin.

Allgemein ist zu beachten, dass zur Lösung von Kopfschmerzen ein ganzheitliches Konzept wichtig ist. Veränderungen des Lebensstils bzw. des Alltags in Form von regelmäßigen Essens- und Schlafenszeiten, ausreichend Bewegung und Entspannungsverfahren, Entgiftung des Darms und Weglassen von Koffein und Alkohol sind unabdingbar.

Symptome im Augen- und Ohrenbereich

Die Region der Augen und Ohren wird selten in Verbindung mit CMD gebracht. Vorerst gilt es, mit dem entsprechenden Facharzt, HNO- oder Augenarzt, abzuklären, ob die Ursache lokal zu finden ist.

Im Augenbereich können Schmerzen um und in den Augen auftreten. Auch Flimmern, unscharfes oder verschwommenes Sehen gehören dazu. Diese Symptome können in Verbindung mit Kopfschmerzen stehen oder auf den Kiefer bzw. die Augenerven und die Augenmuskulatur zurückzuführen sein. Die Augen liegen fest im Gehirn und Gesichtsschädel eingebettet, erhöhte muskuläre Anspannung kann zu den genannten Symptomen führen.

Im Ohrenbereich können Schwindel, Ohrgeräusche (Tinnitus), lokale Schmerzen im oder vor dem Ohr ein Geschehen sein. Die Ursachen für Ohrgeräusche sind vielfältig. Es sollte an Störungen des Gleichgewichtssinns im Innenohr, Blockierungen der Halswirbelsäule, Durchblutungsstörungen und psychischen Stress gedacht werden. Außerdem strahlen Fasern des Nervus trigeminus und Nervus facialis bis ins Trommelfell. Durch diese lange Verbindungsstrecke können Reizungen entstehen. Ohrenschmerzen im oder am Ohr können von Ästen des Nervus trigeminus ausgelöst und als sehr unangenehm empfunden werden.

Symptome in der Halswirbelsäule und am Nacken

Nacken- und Schulterverspannungen sind die häufigsten Begleitsymptome bei Kieferstörungen. Viele Patienten mit Schmerzen und Bewegungseinschränkungen an der Halswirbelsäule klagen auch über Kieferschmerzen. Beide Bereiche sind muskulär miteinander verbunden und daher beeinflusst jede Änderung der Kopfhaltung die Position des Kiefergelenks und die Bisshaltung und umgekehrt.[10]

In einer Pilotstudie des Physiotherapeuten Prof. Piekartz wurde 2004 festgestellt, dass von 100 Patienten mit Schulter-Nacken-Beschwerden 78 % ebenfalls eine Kiefergelenksstörung aufweisen.[11] Daraus lässt sich zwar nicht schlussfolgern, dass die Beschwerden deshalb auch länger anhalten, verdeutlicht aber, dass Halswirbelsäule und Kiefer durch funktionelle Abläufe verbunden sind.

Verspannungen des Nackenbereichs sind unter anderem auf Verhärtungen der Kaumuskulatur, Diskusverlagerungen des Kiefergelenks und Blockierungen der Halswirbelsäule zurückzuführen. Wenn der Kieferbereich Störungen aufweist, gleicht der Körper dies über das Nachbarareal der Halswirbelsäule aus; diese wird überlastet, ist der zusätzlichen Aufgabe nicht gewachsen und lässt Schmerzen entstehen.

Blockierungen der HWS

Die oberen Kopfgelenke der Halswirbelsäule (Atlas; Axis) sind häufig blockiert, dies bewirkt eine eingeschränkte Bewegung der Halswirbelsäule. Mögliche Ursachen sind Dysfunktionen im visuellen System oder Instabilitäten der Halswirbelsäule durch Gewalteinflüsse. Die Muskulatur des Schulter-Nacken-Bereichs muss dann kräftiger zur Stabilisierung der Wirbelsäule zum Einsatz kommen und holt sich zwangsweise Unterstützung vom Kieferbereich. Nehmen wir an, Sie haben einen instabilen Nacken. Um die ohnehin belastete Nackenmuskulatur nicht noch mehr unter Stress zu setzen, kommt es zu einem Schutzmechanismus im Kieferbereich. Die Bewegungen im Kiefergelenk werden eingeschränkt, denn um vollständig das Kiefergelenk bewegen zu können, bedarf es eines stabilen Gegenhalts durch die Halswirbelsäule. Da dieser nicht vorhanden ist, nimmt die Muskelspannung der Kaumuskulatur zu und verhindert somit eine vollständige Bewegung zum Schutz der überlasteten Schulter-Nacken-Region.

Symptome im Schluckapparat und in der Halsregion

Folgende Symptome gehören dazu:

- Engegefühl im Hals
- Probleme beim Schlucken
- Halsschmerzen
- häufiges Räuspern

Die Mundbodenmuskulatur ist für die Öffnung des Mundes zuständig und dadurch mit der Kaumuskulatur in einen funktionellen Kreislauf eingebunden. Durch die Anbindung an den Kehlkopf und den Zungenbereich können ständige Fehlhaltungen beim Schlucken ausgelöst werden. Oft liegen dysfunktionale Schluckvorgänge vor, da die Zunge vorverlagert ist und somit die Nahrung nicht vollkommen zerkleinert bzw. nicht kräftig genug in den Rachenraum transportiert wird. Das bewirkt eine unausgeglichene Muskelbalance im Mund-Rachen-Bereich.

Die vordere Halspartie besteht aus einer Faszie mit vier Anteilen. Diese umspannen den Schädel, den Nackenbereich und den Zungenbereich und die Schluckmuskulatur. Durch diese zahlreichen Anbindungen kann es zu störenden Kreisläufen kommen. Eine ausgeglichene Haltung von Kopf, Kiefergelenk, Zunge und Zähnen ist notwendig, um einen physiologischen Schluckvorgang zu gewährleisten. Ist der Kopf in Vorhalte geschoben, drücken die Kiefergelenke zu stark in die Gelenkpfanne; liegt die Zunge am Mundboden oder wenn die Zähne Fehlkontakte aufweisen, dann ist der Ablauf vom Schlucken gestört. Es entstehen Verspannungen der Halsfaszie und der Schluckmus-

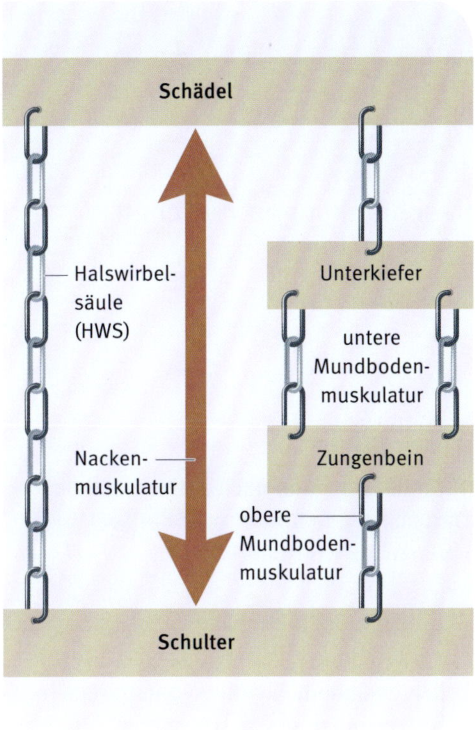

Muskuläre und knöcherne Verbindungen zwischen Schädel, Kiefer, Schluckapparat und Schulter.

kulatur mit Auswirkungen auf den gesamten Kiefer-Kopf-Rachen-Bereich. Durch permanente Verspannungen entstehen Positionsveränderungen am Kehlkopf und Zungenbein. Dadurch wird die Beweglichkeit der Zunge, der Stimmmuskulatur und auch des Schluck- und Verdauungsvorgangs eingeschränkt.

Symptome im Schultergelenk

Mögliche Symptome:

- Unbeweglichkeit der Schulter
- Kribbeln und Taubheit der Schulter-Nacken-Region
- Schmerzen im Schultergelenk

Das Schultergelenk ist muskulär mit dem Schluckapparat verbunden und reiht sich somit in die Funktionskette von Halswirbelsäule–Kiefer–Schluckapparat ein. Durch Blockierungen, Verspannungen und Instabilitäten der Halswirbelsäule sowie eine veränderte Kopfposition können die Schultern ebenfalls von Schmerzen, Bewegungseinschränkungen und Missempfindungen betroffen sein. Oftmals versuchen sie, mangelnde Bewegungen der Halswirbelsäule auszugleichen, und werden dadurch überlastet.

Symptome im Verdauungstrakt

Der 10. Hirnnerv, der Nervus vagus, verbindet Kieferregion und Schluckapparat miteinander. Er beginnt am Schädel und setzt seinen Weg durch die Rachenmuskulatur und den Schluckapparat zum Magen-Darm-Trakt fort. Das erklärt, warum viele von CMD Betroffene auch von Magenbeschwerden berichten.

Die Ursachen von CMD

CMD steht für schmerzhafte Funktionseinschränkungen zwischen Kiefer und Schädel. Das Verhältnis der beiden ist gestört.

Nachdem Sie nun vieles über die Lokalisation und die Funktion des Kiefergelenks sowie die Ausbreitung von CMD im gesamten Kiefer-Kopf-Bereich erfahren haben, wird es Zeit, einen Blick auf die Ursachen einer Craniomandibulären Dysfunktion zu werfen. Denn es bleibt ungeklärt, wie sich dieses komplexe Krankheitsbild so vielfältig entwickeln kann und dabei häufig übersehen wird. Dabei hilft gerade das Wissen um die Entstehung dabei, die Beschwerden aufzulösen.

Eine CMD kann mit so unterschiedlichen Symptomen in Verbindung gebracht werden, dass sie oft durch das Raster der Diagnoseverfahren fällt. Und nicht nur die Symptome sind vielfältig, sondern auch die Auslöser sind ganz unterschiedlich.

Oftmals bilden Kieferfehlstellungen (z. B. offener Biss, Kreuzbiss) oder Schädelfehlstellungen wie auch Veränderungen der Muskulatur (z. B. durch Zahnentfernungen, Einsetzen von Kronen) den Startschuss für eine funktionelle Veränderung. Wenn diese Veränderung dann noch auf bestehende Dysbalancen in Körper oder der Seele trifft, entsteht ein Kreislauf.[12]

Es gibt allerdings ein paar Faktoren, die stets zur Entstehung einer CMD führen. Diese liegen bei jedem Betroffenen in unterschiedlicher Ausprägung vor. Damit eine effektive Therapie entwickelt werden kann, sollte zunächst geklärt werden, welche dieser Faktoren bei dem Betroffenen tatsächlich ausschlaggebend für die Entstehung sind bzw. welche Faktoren die größte Rolle spielen.

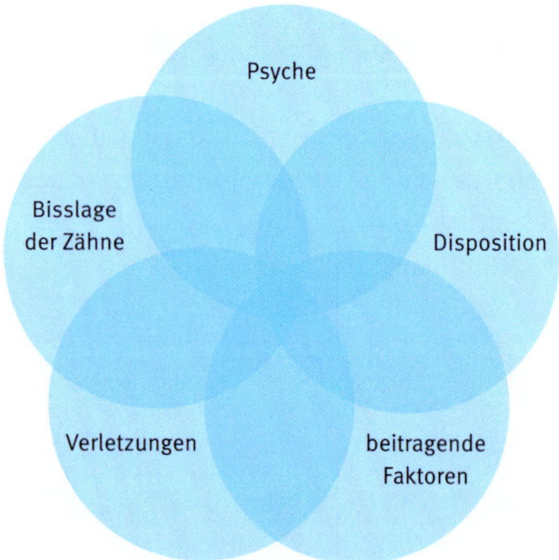

Fünf Ursachen für die Entwicklung einer CMD.

Bisslage der Zähne

Durch die Position von Ober- und Unterkiefer wird die Position der Schädelknochen zueinander bestimmt. Bestimmte Kieferfehlstellungen (z. B. offener Biss, Überbiss, Kreuzbiss etc.) haben ein erhöhtes Risiko für eine CMD, da die Kiefergelenke mehr beansprucht werden. Bei den Fehlstellungen geraten die Kiefergelenke in Positionen, in denen sie sich beispielsweise zu weit in ihre Gelenkpfanne begeben oder auch asymmetrisch in ihrer Ausrichtung sind. Ebenso kritisch können kurzfristige Zahnarztbehandlungen sein. Durch das Einsetzen neuer Füllungen, Kronen oder Zähne wird das weiche Gewebe des Kieferbereichs belastet und die Muskulatur muss dies kompensieren. Außerdem ist es möglich, dass die Kiefergelenke durch exzessive Kräfte an den Zähnen (Kaugummi kauen, Knirschen und Pressen) Überbelastungen erfahren. Infolgedessen kann es zu Schmerzen oder Geräuschen im Gelenk kommen.

Psyche

Die chronische Anspannung durch berufliche, soziale oder familiäre Faktoren hat in den letzten Jahren immer mehr zugenommen. Stresshormone sind unser ständiger Begleiter und beeinflussen unsere körperlichen Ressourcen und damit unsere Gesundheit. Viele beißen dann die Zähne zusammen, verspannen den Nacken oder verarbeiten den stressigen Alltag beim nächtlichen Zähneknirschen. Das alles begünstigt die Entstehung einer CMD. Durch anhaltenden Stress kommt es oft zu Schlafstörungen und wenn diese länger bestehen, ist der Körper nicht in der Lage, sein notwendiges Depot an Hormonen zur Regeneration der Muskulatur aufzufüllen. Ein Kreislauf beginnt.

Verletzungen

Einer der größten Risikofaktoren besteht in den Verletzungen der Kiefer-, Kopf- und Nackenbereiche. Sie können durch Stürze, Schlageinwirkungen, Stöße oder Fremdeinwirkungen erfolgen. Dabei ist es gar nicht entscheidend, wann und wie intensiv die Verletzung stattgefunden hat. Manch einer bemisst dem Stoß am Kopf in der Jugendzeit keine Bedeutung. Auf genaue Nachfrage in Diagnosegesprächen werden oft Schleudertraumen, Gehirnerschütterungen, Treppenstürze, Stürze beim Wintersport auf das Steißbein oder den Rücken angeführt, die manchmal Jahre zurückliegen. Es ist anzunehmen, dass jeder von uns im Leben mindestens eine bewusste oder unbewusste Verletzung im Kiefer-Kopf-Bereich erlebt. Und auch wenn sie in Vergessenheit geraten sind, so können sie doch Jahre später die Entstehung einer CMD begünstigen.[13]

Disposition

Auch wenn die Diagnosestellung und die Behandlung oftmals recht kompliziert verlaufen, so wurde doch schon einiges zu möglichen Ursachen einer CMD erforscht. In Studien stellte sich heraus, dass dieser Schmerztyp bei Frauen häufiger vorkommt als bei Männern. Frauen sind 1,5- bis 2,5-mal häufiger betroffen als Männer. Mit zunehmendem Alter nimmt die Häufigkeit einer Craniomandibulären Dysfunktion ab.[14] Wo aber liegen die Gründe der geschlechterunterschiedlichen Schmerzerfahrungen bei der Entwicklung einer CMD?

CMD-Beschwerden korrelieren mit dem Abfall des Östrogenspiegels und heftigen Östrogenschwankungen. In Experimenten konnten Forscher nachweisen, dass Östrogene eine schmerzmodulierende Wirkung besitzen, das bedeutet, sie wirken schmerzlindernd. Je tiefer der Hormonspiegel sinkt, desto schneller werden Schmerzimpulse weitergeleitet, und als umso heftiger werden Schmerzen empfunden.[15] [16] Da CMD zu den chronischen Schmerzerkrankungen gehört, kann dies zur Entwicklung von chronischen Schmerzen im Kiefer-, Kopf- und Nackenbereich beitragen.

Hinzu kommt, dass psychosoziale Verhaltensweisen den Umgang mit Schmerz verändern. Frauen registrieren Schmerzen oft früher als Männer und leiten entsprechende Maßnahmen zur Behebung ein.[17] Sie haben ein besseres Körperbewusstsein und achten viel eher auf Symptome. Außerdem erfolgt bei Schmerz eine emotionale Reaktion in Form von Angst oder Sorge, die sich eventuell stärker äußert als bei Männern. Diese Emotionen spielen bei einer chronischen Schmerzentwicklung eine wesentliche Rolle, da sie eine Ausschüttung von Stresshormonen bewirken, was wiederum zu einer Verstärkung des Schmerzes führt.

In einer Therapie bemerken Frauen meist schnellere Schmerzlinderung als Männer, wobei langfristig die Erfolge bei Männern und Frauen gleich sind. Leider erfahren Frauen zu einem späteren Zeitpunkt oft ein erneut aufkommendes Schmerzerlebnis – anders als bei Männern, bei denen die Schmerzreduktion länger anhält.[18]

Beitragende Faktoren

Folgende Faktoren können die Entwicklung einer CMD zusätzlich beeinflussen bzw. den Gesundheitszustand aufrechterhalten:

- Somatisierungsstörungen
- Angst und Depressionen
- Schlafstörungen und Schlafapnoe
- seelischer bzw. körperlicher Missbrauch
- Geburtstraumen (Saugglocke, Zangengeburt)
- Knirschen und Pressen

Somatisierungsstörungen

Somatisierungsstörungen sind körperliche Beschwerden, die sich gar nicht oder nicht ausreichend auf eine organische Erkrankung zurückführen lassen. Allgemeinsymptome wie Erschöpfung gehen meist mit Schmerzsymptomen einher. Meist gehen die Beschwerden von selbst vorbei, werden deswegen aber auch kaum beachtet. Teilweise chronifizieren sich die Beschwerden aber und beeinträchtigen so den Alltag der Betroffenen enorm. Somatoforme Störungen lassen sich nicht eindeutig auf eine einzige Ursache zurückführen, sondern sind oftmals ein Zusammenspiel verschiedener biologischer, psychischer und sozialer Faktoren. Es wird aber davon ausgegangen, dass insbesondere psychosoziale Faktoren wie Stress und Anspannungen die Entstehung begünstigen.

Die Krankheitsbilder Fibromyalgie und somatoforme Schmerzstörung werden häufig gleichgesetzt, da beide sehr ähnliche Symptome aufweisen und die Ursachen unklar sind. Fibromyalgie beschreibt ein chronisches Schmerzsyndrom, das Muskeln, Sehnen und Bänder betrifft. Hauptsymptom sind entsprechend Schmerzen im gesamten

Körper. Hinzu kommen Konzentrationsschwierigkeiten, Müdigkeit und Schlafprobleme.

2016 wurde eine Studie durchgeführt, deren Ziel es war, CMD und Fibromyalgie in Zusammenhang zu bringen. Hierfür wurden 966 CMD-Patienten untersucht, bei denen allerdings bisher noch keine Fibromyalgie-Diagnose gestellt wurde. Das Ergebnis war, dass 708 Patienten die Kriterien eines Fibromyalgiesyndroms erfüllten (69,8 % weiblich, 30,2 % männlich). Dass so viele der an CMD Erkrankten zusätzlich auch die Kriterien einer Fibromyalgie-Diagnose erfüllten, verdeutlicht, wie eng diese beiden komplexen Erkrankungen miteinander verknüpft sind. Es liegt nahe, dass Fibromyalgie einerseits ein entscheidender Faktor für die Entstehung einer CMD ist, andererseits CMD aber auch für das Beschwerdebild der Fibromyalgie mitverantwortlich sein kann. Durch ganzheitliche Behandlungsmethoden können beide Schmerzbilder gelindert werden.[19]

Angst und Depressionen

Depression beschreibt eine affektive Störung, die durch gedrückte Stimmung, Interessenverlust und Antriebsarmut gekennzeichnet ist.[20] Viele Betroffene sind selbst von normalen Herausforderungen des Alltags überfordert und ziehen sich immer mehr zurück. Oftmals kommen dann noch Angstzustände dazu. Dies führt dazu, dass die Botenstoffe in den Hirnarealen in ein Ungleichgewicht geraten, was wiederum dazu führt, dass Schmerz noch intensiver wahrgenommen wird.

Außerdem wird eine Depression oftmals mit Antidepressiva therapiert, deren Nebenwirkung eine Verstärkung des Knirschens und Pressens ist. Der Reflex des Gehirns, gegen diese Mundgewohnheiten vorzugehen, wird durch das Medikament ausgeschaltet.

Schlafstörungen

Schlaf ist eine tragende Säule für unsere Gesundheit und definitiv die Basis dafür, dass sich unser Körper von allen möglichen Anstrengungen und Krankheiten erholen kann. Meist bringen wir zu wenig Schlaf aber nur mit Müdigkeit und Energielosigkeit in Verbindung, dabei hat Schlaf noch viel weitreichendere Auswirkungen. Schlaf beeinflusst unter anderem

- unser Gewicht,
- unsere Stimmung,
- das Knirsch- bzw. Pressverhalten unserer Zähne,
- unsere Konzentration,
- die Schmerzintensität,
- den Hormonspiegel,
- unser Immunsystem und
- unsere Konzentration.

Schlaf beeinflusst somit nicht nur unser Energielevel, sondern primär die Fähigkeit, gesund zu werden und zu bleiben. Die Assoziation mit Immunsystem, Hormonspiegel, Schmerzlevel und Knirsch- bzw. Pressverhalten verdeutlicht, wie wichtig ein gesunder Schlaf zur Behebung von CMD ist.

Einfluss auf das Immunsystem

Forscher in Tübingen haben nachgewiesen, dass Schlaf die Arbeit von Abwehrzellen unterstützt. Abwehrzellen sind die Akteure im Immunsystem und vernichten Krankheitserreger in den Zellen. Bei Schlafmangel tritt eine Hemmung der Abwehrzellen ein.[21] Schon drei Stunden Schlafmangel beeinträchtigen das Immunsystem.[22] Das

Immunsystem registriert bei dauerhaften Schmerzzuständen wie CMD Veränderungen im Nervensystem und schüttet vermehrt Botenstoffe aus. Diese Botenstoffe sorgen für eine Zunahme und Erhaltung der Entzündungen im gesamten Körper.[23]

Einfluss auf das Hormonsystem

Ein gesunder Schlaf obliegt einem gesunden Hormonsystem. Serotonin ist als Glückshormon bekannt, ist aber noch für andere Dinge verantwortlich: Es kontrolliert unseren Appetit, das Schmerzempfinden und den Schlaf-Wach-Rhythmus. Serotonin ist das Wach- und Schlafkontrollhormon, aus dem sich Melatonin aufbaut. Die Zirbeldrüse im Gehirn wandelt nachts bzw. mit Beginn der Dämmerung Serotonin in Melatonin um. Da durch Sorgen, Stress oder im Winter durch weniger Sonnenstunden bei vielen oft oder sogar chronisch zu wenig Serotonin produziert wird, sind Schlafstörungen, aber auch Depressionen vorprogrammiert, denn es ist zu wenig Melatonin vorhanden, um für einen entspannten Schlaf zu sorgen. Nebenbei hat Melatonin noch andere Effekte, es wirkt antioxidativ und schützt somit die Zellen vor zu viel freien Radikalen.

Stehen wir zu sehr unter Stress, verhindert das Stresshormon Cortisol die Produktion von Melatonin. Durch den erhöhten Cortisolspiegel findet eine übermäßige Sensibilisierung für alle Reize im Körper statt – jeder Reiz wird verstärkt wahrgenommen und Reize, die vorher nicht schmerzhaft gespürt wurden, sind es nun. Somit verstärken sich auch die Beschwerden im Muskelapparat.

Einfluss auf Knirschen und Pressen

Idealerweise schlafen wir tief und fest. Der Tiefschlaf ist der erholsamste Schlaf. Unsere Zellen erneuern sich, das Immunsystem bekämpft Angreifer und Hormonprozesse finden statt. In dieser Phase finden Knirschen und Pressen kaum statt. Wenn wir also ausreichend tief schlafen, wachen wir mit einer entspannten Kaumuskulatur auf.

Einfluss auf die Schmerzintensität

Da Schlaf zur Beeinflussung von CMD so wichtig ist, schauen wir uns genauer an, wie lange die Schlafdauer für den Einzelnen sein sollte.

Wie viel Schlaf pro Person notwendig ist, variiert von Person zu Person. Im Fokus steht hierbei, wie viel Schlaf sinnvoll ist, um morgens kraftvoll in den Tag zu starten. Die amerikanische National Sleep Foundation hat hierzu eine Tabelle veröffentlicht, die eine Empfehlung der nächtlichen Schlafdauer je nach Altersstufen vorgibt. Aus der Tabelle ist ersichtlich, für welches Alter welche Schlafdauer empfohlen wird.[24] Generell gilt, dass längere Schlafzeiten geplant werden sollten, um die Schlafdauer zu verbessern. Von einem erholsamen Schlaf profitieren alle Menschen, aber insbesondere Menschen mit Erkrankungen und Schmerzen.

Tipps für besseren Schlaf:

- regelmäßige Schlafenszeiten
- abends kein Alkohol, Sport, Koffein
- blaues Licht (Bildschirme) zwei Stunden vor dem Schlafengehen meiden
- tagsüber Sport machen
- ruhige und kalte Schlafumgebung
- große Mahlzeiten drei bis vier Stunden vor dem Schlafengehen vermeiden
- keinen Mittagsschlaf machen
- vor dem Schlafen Entspannungsverfahren einbauen (Progressive Muskelrelaxation, Traumreisen, Meditation)

Seelischer und körperlicher Missbrauch

In einer Studie der Universitätsklinik Ulm untersuchten die Kinder- und Jugendlichenpsychotherapeutin Dr. Rebecca Brown und ihre Kollegen den Zusammenhang zwischen schwerer Kindheit und späterem Schmerzleiden. 2.491 Personen mit einem Durchschnittsalter von 48 Jahren wurden zu verschiedenen Arten von Schmerzerfahrungen befragt. 22,4 % der Befragten gaben körperliche, 13,1 % seelische Vernachlässigung in der Kindheit zu Protokoll. Je mehr Formen von Vernachlässigung und Misshandlung die Teilnehmenden in der Kindheit hinnehmen mussten, umso stärker war der Schmerz.[25]

Geburtstraumen und KiSS-Syndrom

Eine Saugglocken- oder eine Zangengeburt ist eine assistierte Entbindung, die von außen unterstützt wird. Dem Säugling wird eine Saugglocke oder eine Zange auf den Kopf gesetzt, um einen Unterdruck auszulösen. Mit der nächsten Presswehe der Mutter kann dann das Kind mit Unterstützung herausgezogen werden. Durch den Druck auf den Kopf des Ungeborenen (auch bei Steiß- und Beckenendlage möglich) wird das Kopfgelenk stark belastet. Das kann das sogenannte KiSS-Syndrom auslösen. KiSS ist ein Akronym für »Kopfgelenkinduzierte Symmetrie-Störung« und bezeichnet eine Bewegungs- und Haltungsstörung der oberen Halswirbelsäule. Diese Fehlstellung wirkt sich auf den Übergang zwischen Schädelbasis zu Wirbelgelenken aus und kann zu vermehrten Verspannungen der Kau- und Nackenmuskulatur führen.

Knirschen und Pressen

Interessanterweise werden Knirschen und Pressen als Symptome einer Craniomandibulären Dysfunktion geführt. Jedoch sind beide lediglich beitragende Faktoren und nicht Ausdruck einer bestehenden CMD.

Unter dem Begriff: »Oral Habits«, zu Deutsch auch »Parafunktion«, fasst man alle Gewohnheiten eines nicht natürlichen Gebrauchs des Kauorgans zusammen. Dazu zählen Zähnepressen, Knirschen, Lippen- oder Wangenbeißen oder auch Nägelkauen.

Zähneknirschen ist eine Gewohnheit, bei der durch die Mahlbewegungen die Zahnreihen aufeinander durchgeführt werden. Meist findet es nachts statt und am nächsten Morgen schmerzen die Zähne von Ober- und Unterkiefer und die Kaumuskulatur ist verspannt. Die meisten Betroffenen nutzen eine Zahnschiene, um Verspannungen sowie dem Abrieb der Zähne vorzubeugen. Warum dies nicht immer hilft, erfahren Sie im Exkurs »Zähneknirschen und -pressen« (S. 40).

Kieferpressen ist die Bewegung, bei der die Zahnreihen von Unter- und Oberkiefer Druck aufeinander ausüben. Dies findet oft tagsüber statt und äußert sich in Kopfschmerzen, empfindlichem Zahnfleisch und gelegentlich Parodontosen. Die Beseitigung durch eine Schiene ist hier noch komplexer als beim Knirschen, denn selbst beim Tragen einer Schiene kann der Betroffene weiterhin Druck ausüben und tut dies oftmals sogar noch stärker. Wichtig ist es, die eigentliche Ursache zu finden, ein Bewusstsein für die Bewegung zu entwickeln und möglicherweise eine spezielle Schiene zu nutzen.

Beide Gewohnheiten können durch gezielte Übungen gelöst werden.

Zähneknirschen und -pressen

»Beiß die Zähne zusammen« – diese Redewendung wird seit vielen Jahrhunderten benutzt.

Die meisten Betroffenen sind sich keiner intensiven Anspannung bewusst und geben auf Nachfrage einen normalen Stresspegel an.

Stress ist ein Überbegriff dafür, dass unser Körper von inneren und äußeren Reizen überfordert ist. Stress bedeutet nicht zwangsweise eine dauerhafte Überlastung, bei der man vor lauter Terminen kein Land mehr sieht. Vielmehr können Stressfaktoren in jedem Moment des Alltags zu finden sein. In diesen hektischen Momenten werden Stresshormone ins Blut ausgeschüttet. Da diese Hormone unseren Organismus schädigen würden, möchte das Gehirn präventiv dagegen vorgehen. Somit bedient es sich alter abgespeicherter Verhaltensmuster. Eins davon ist evolutionsbedingt das Knirschen und Pressen. Säuglinge können ihre Gefühle ausschließlich über den Mundbereich ausdrücken. Ob Lachen, Schreien, Weinen oder Saugen – alle Emotionen sind am Mund abzulesen. Dadurch bilden sich frühkindliche Verknüpfungen zwischen Emotionen und dem Mundbereich. Später greifen wir auf diese Region zurück und bauen mit ihr Stresshormone ab.

Zähneknirschen

Knirschen zeigt sich entweder nachts oder tagsüber. Die Zahnreihen werden aufeinandergepresst und -gerieben. Dadurch entstehen Abdrücke an der Zunge, an den Wangen und an den Zähnen und Verspannungen in der Kaumuskulatur. Durch die dauerhafte Verhärtung in der Muskulatur kann es zu ausstrahlenden Schmerzpunkten im Zahnbereich und zur Erschöpfung während des Kauens kommen.

Das Knirschen am Tag wird als Wachbruxismus[26] bezeichnet. Etwa 22 % der Erwachsenen sind davon betroffen, 14 % der Jugendlichen. Tagsüber werden immer wieder oder aber auch dauerhaft die Zähne aufeinandergepresst, ab und an wird zusätzlich noch der Unterkiefer verschoben.[27, 28]

Der Schlafbruxismus[29, 30] findet im Schlaf statt und betrifft Erwachsene zu 12,8 %[31] und Kinder/Jugendliche zwischen 5,9 und 49,6.[32] Hierbei wird die Kaumuskulatur episodisch angespannt und zusätzlich werden Unterkieferbewegungen ausgeführt.

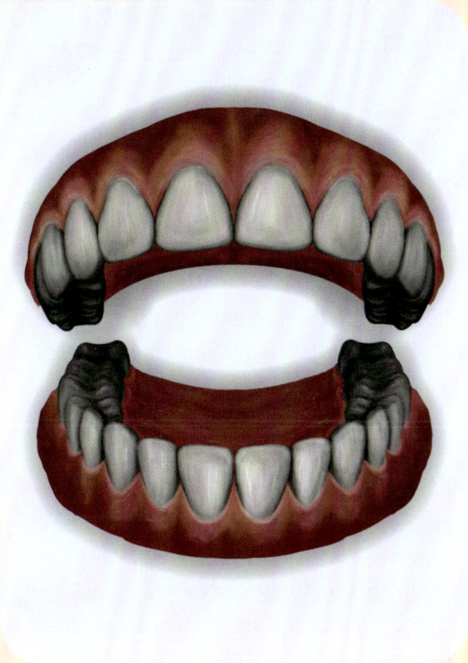

Gesunder Zahnzustand ohne Pressen oder Knirschen.

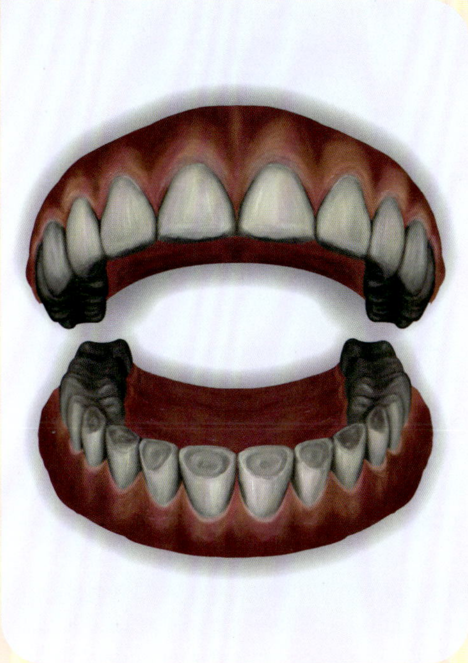

Veränderter Zahnzustand (Schlifffacetten auf Zähnen) durch Knirschen und Pressen.

Beim exzessiven Vorgang des Knirschens oder Pressens kann sich der Unterkiefer nach hinten verlagern und damit Gelenkabrieb am Kiefergelenk oder ein Kieferknacken hervorrufen.

Was passiert beim Knirschen mit den Zähnen eigentlich? Beim Knirschen werden die Zähne enorm beansprucht. Die Belastung eines Backenzahns beim Knirschen ist erheblich. Während beim Schlucken 5 Newton (0,5 kg) aufgewendet werden, steigt die Kraft beim Kauen auf 45–100 Newton (10 kg) pro Zahn an. Der Vorgang des Knirschens löst ca. 300 Newton Kraft (30 kg) pro Zahn aus und dauert im Durchschnitt täglich zwei bis drei Stunden. So lassen sich auch die teilweise massiven Abschleifungen des Zahnmaterials erklären.

Beim Knirschen wird meist eine Schiene verordnet, um Verspannungen sowie dem Abrieb der Zähne vorzubeugen. Dies sollte nur als temporäre Lösung gesehen werden, um die Zähne zu schützen, denn auf eine schnelle Art und Weise lässt sich Stress meist nicht reduzieren. Jedoch sollte langfristig die Ursache der seelischen Anspannung bearbeitet werden. Praktische Übungen dazu sind im Kapitel »Kommt doch alles vom Stress?« aufgeführt.

Zähnepressen

Pressen findet meist tagsüber statt (manchmal auch nachts möglich), indem die Zahnreihen aufeinandergepresst werden. Hierbei spielt es keine Rolle, wie stark das Pressen stattfindet, allein die Berührung der oberen und unteren Zahnreihen ist als Pressen zu klassifizieren. Auswirkungen sind Verspannungen des Schläfenmuskels Musculus temporalis (verursacht Schläfenkopfschmerz), empfindliches Zahnfleisch und gelegentlich Parodontose.

Die Beseitigung durch eine Schiene ist hier noch komplexer als beim Knirschen, denn selbst beim Tragen einer Schiene kann der Betroffene weiterhin Druck ausüben und tut dies oftmals sogar noch stärker. Wichtig ist es, die eigentliche Ursache zu behandeln, ein Bewusstsein für die Bewegung zu entwickeln und möglicherweise eine spezielle Schiene zu nutzen.

Mischformen von Knirschen und Pressen sind häufig zu beobachten. Es ist möglich, tagsüber die Zähne zu pressen und nachts mit den Zähnen zu knirschen oder umgekehrt. Beides kann sich jederzeit abwechseln und auch gleichzeitig stattfinden.

Lange wurde angenommen, dass bestimmte Bissmuster für Knirschen und Pressen verantwortlich sind, jedoch konnte sich diese These nicht halten. Um Knirschen und Pressen im Alltag zu vermeiden, ist ein ganzheitlicher Ansatz wichtig. Zum einen gilt es, die Zahnsubstanz zu schützen, zum anderen, die automatisierte Gewohnheit langfristig zu ändern. Schienen sind in der Lage, die Zähne zu schützen,[33] jedoch gibt es bisher keinen Nachweis, dass diese die Aktivität der Kaumuskulatur verringern. Lediglich die Folgen von Knirschen und Pressen (Zahnabrieb, Veränderungen im Zahnfleisch, Abrieb im Gelenk) lassen sich durch zahnärztliche oder kieferorthopädische Maßnahmen verbessern bzw. aufhalten.[34]

Behandlung

Da es sich bei Knirschen und Pressen um antrainierte Gewohnheiten handelt, kann man diese nicht von heute auf morgen einfach abstellen. Zunächst sollten Sie die eigenen Stressfaktoren analysieren. Mit Entspannungsübungen können Sie wieder mehr Ruhe in Ihren Alltag bringen. Ebenso wichtig ist es, die Gewohnheiten mit gezielten Übungen zu durchbrechen, denn das Gehirn kann alte Gewohnheiten ablegen und durch neue ersetzen.

Die Behandlung von Knirschen und Pressen sollte stets ganzheitlich erfolgen. Eine Ana-

Die Unterschiede zwischen Knirschen und Pressen

Mundgewohnheit	Vorgang	Symptome
Knirschen	Zahnreihen drücken und schieben aufeinander	Verspannungen der Kaumuskeln (Unterkieferbereich), kleinere Mundöffnung, empfindliche Zähne, schlechter Schlaf, Zahnabrieb, Wangen- und Zungenabdrücke
Pressen	Zahnreihen drücken aufeinander	Verspannungen der Kaumuskeln (Schläfen/Ohrenbereich), kleinere Mundöffnung, empfindliches Zahnfleisch, überempfindliche Zähne, Parodontose, ungenügender Schlaf

lyse der unbewussten Stressreaktionen ist notwendig, um passende Maßnahmen zum Durchbrechen der erlernten Gewohnheiten zu finden. Ebenso sollten Behandlungen wie Physiotherapie, Biofeedback und Elektrotherapie einbezogen werden. Ein gesunder Schlaf aber ist der wichtigste Faktor bei der Behandlung. Wenn Maßnahmen zur Schlafhygiene nicht helfen, ist eine Behandlung beim Schlafmediziner zu empfehlen.

Psychische Faktoren bei Parafunktionen:

Wie schon erwähnt, ist der Mund der Körperteil, mit dem ein Säugling mit seiner Umwelt kommuniziert und über den er Rückmeldung erhält. Der Kiefer ist also kein reines Kauorgan, sondern auch ein Ausdrucksorgan.

Wenn eine Mutter ihren Säugling in seinen Gefühlen unzureichend spiegelt oder ihm ungenügend Halt und Sicherheit gibt, hat dies Konsequenzen für das Bindungsverhalten des Kindes. Als Folge werden im Erwachsenenalter Gefühle nur wenig wahrgenommen oder schlecht in Worte gefasst. Nun manifestieren sich diese Gefühle in körperlichen Reaktionen und bleiben im Körper stecken. Muskuläre Anspannungen sind die Folge, vor allem in Form der sogenannten Parafunktionen. Im Schlaf werden Angst- und Konfliktsituationen verarbeitet, indem im wahrsten Sinne des Wortes die Zähne zusammengebissen werden.[35]

Wie viel Einfluss hat Stress auf CMD?

Oft ist stressbedingtes Zähneknirschen die Ursache für die störenden und schmerzhaften Beschwerden. Ein hoher Belastungszustand – beruflich oder privat – begünstigt nicht nur Ein- und Durchschlafstörungen, sondern auch Zähneknirschen und CMD.

Patienten mit chronischen Schmerzen leiden oft darunter, dass sie von ihrer Umwelt, Familien und Therapeuten als psychisch belastet abgestempelt werden. Da die Ursachen von CMD auf körperlicher und seelischer Ebene liegen,[36] verschwimmen oft die Grenzen und die Betroffenen fühlen sich in ihrem Leid nicht ernst genommen. Dieses Kapitel möchte zeigen, wie viel Einfluss die Komponente »Stress« auf CMD hat.

Unter Stress versteht man im Allgemeinen die negativen Folgen einer Überforderung.[37] Stress tritt auf, wenn der Körper über seine normale Leistungsfähigkeit hinaus beansprucht wird. Jedoch kann auch permanente Unterforderung zu Stress führen. Das Wohlbefinden liegt in der Mitte zwischen den beiden Extremen. Die Auswirkungen von Stress auf chronische Schmerzen wie CMD sind erheblich, denn dieser Faktor ist bei der Entwicklung eine mögliche Ursache und sollte daher immer mit betrachtet werden.[38]

Verschiedene Auslöser – gleiche Reaktion

Jede Person gerät aufgrund verschiedener Auslöser unter Stress. Diese Auslöser nennt man Stressfaktoren. Der eine ist wütend, weil er im Stau steht und seinen Termin verpasst, der andere fühlt sich angespannt im Großraumbüro und der dritte schwitzt vor Aufregung bei einer Veranstaltung.

Evolutionsbedingt war Stress zum Überleben notwendig. Flucht, Angriff oder Totstellen waren die Mechanismen, die den Menschen das Überleben sicherten. Entweder entschloss man sich zu fliehen oder man stellte sich dem wilden Tier. In dieser Gefahrensituation spielt der Körper fortwährend die gleiche Stressreaktion ab: Er stellt Energie zur Verfügung, um zu überleben. Heutzutage begegnen wir keinen lebensbedrohlichen Situationen mehr, aber die körperliche Reaktion auf Stressfaktoren im Alltag ist dieselbe. Die freigesetzte Energie wird nun allerdings nicht abgebaut und richtet sich stattdessen gegen den Organismus. Nach und nach wird es Körper und Geist zu viel und stressbedingte Symptome zeigen sich.

Wann beginnt Stress?

Wahrscheinlich beginnt Stress schon in der Gebärmutter und ist ein entscheidender Faktor dafür, ob wir Jahrzehnte später körperlich bzw. seelisch gesund oder krank werden.

In der pränatalen Phase und in den ersten Lebensjahren sind wir besonders anfällig für Stress, denn in dieser Zeit findet die Hirnentwicklung statt. Alle Störungen können somit bleibende Folgen hinterlassen. Stress während der Schwangerschaft stört den Reifungsprozess des Gehirns. Dies hat wiederum Auswirkungen auf die mentale und körperliche Gesundheit.

Das Gehirn verändert sich wie jedes andere Organ bzw. Körperteil durch Reifung und Wandlungsprozesse. Ein permanenter Wandel vollzieht sich. Deshalb bleibt das Gehirn auch anfällig für schädliche Einflüsse wie Stress, es ist aber erfreulicherweise ebenso fähig, sich durch die Senkung der Stressintensität wieder zu erholen.

Wie gerät unser Gehirn unter Stress?
Psychologen und Neurologen sind sich einig: Bei Stressereignissen spielt die unbewusst oder bewusst erlebte Angst als Auslöser eine Rolle.

Deswegen wird an den Angstschaltkreisen im Gehirn geforscht. Unter einem schnellen lebensbedrohlichen Ereignis oder einer Gewalteinwirkung reagiert unser Stresssystem sehr schnell. So schnell, dass wir uns der Prozesse nicht bewusst sind. Körperlich spüren wir, dass die Atmung schneller geht, der Herzschlag erhöht ist und wir zusätzlich vermehrt schwitzen.

Stress

Bei Stress ist der Körper in Alarmbereitschaft, denn er stellt sich auf eine erhöhte Leistung ein. Unterschieden werden muss unter positivem und negativem Stress. Positiver Stress ist ein Zustand einer notwendigen und guten Aktivierung des Körpers, wohingegen negativer Stress aufgrund übermäßiger Forderung beanspruchend und schädlich auf den Körper wirkt. Der im Alltag verwendete Begriff Stress wird meist dem negativen Stress zugeordnet.

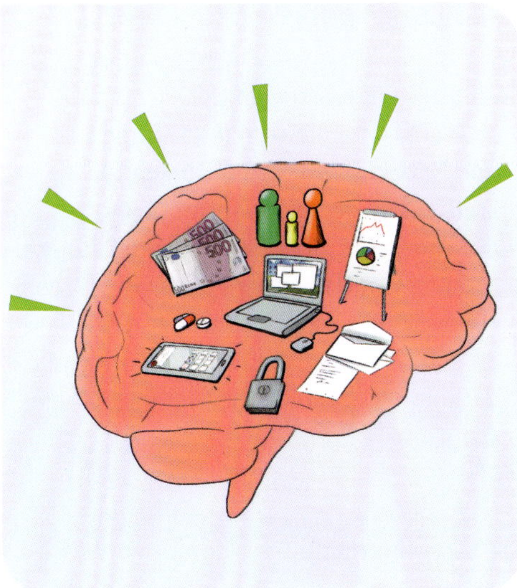

Stressfaktoren im Gehirn.

Wichtig

Im Alltag bedeutet es, dass die geistigen und körperlichen Ereignisse des Tages unser Gehirn verändern und wir es damit auch selbst beeinflussen können.

Eine besondere Rolle spielt dabei das Stresshormon Cortisol. Cortisol, auch Hydrocortison genannt, wird in der Nebenniere gebildet. Cortisol gelangt unter chronischem Stress aus den Nebennieren über das Blut zum Gehirn und bewirkt in verschiedene Hirnregionen den Abbau von Synapsen. Unter dem Einfluss von Cortisol verändern sich Zellen in den Hirnarealen und manche sterben sogar ab.

Zwei Stressreaktionen im Gehirn:

1. Nervenfasern, die vom Rückenmark zu den Nebennieren laufen, sorgen für die Freisetzung der Stresshormone.
2. Die Amygdala gibt das Startsignal zur Freisetzung von Hormonen. Durch entsprechende Nervensignale von der Amygdala an den benachbarten Hypothalamus wird daraufhin Cortisol in die Blutbahn ausgeschüttet.

Die Stresshormone

Adrenalin sorgt dafür, dass Glukose aus den Körperspeichern freigesetzt wird und dem Hirn und der Muskulatur zur Bewältigung der Herausforderung zur Verfügung steht.

Cortisol sorgt dafür, die entleerten Glukosespeicher wieder aufzufüllen, indem Fettdepots abgebaut werden und Glukose in der Leber in Form von Glykogen gespeichert wird. Es gelangt in das Gehirn und bewirkt, dass unsere Aufmerksamkeit steigt.

Noradrenalin ist ein Botenstoff, der als Neurotransmitter und Stresshormon dient. Es kontrahiert die Blutgefäße, führt zu einer Engstellung dieser Gefäße und steigert somit den Blutdruck. Es sorgt für eine vermehrte Ausschüttung von Adrenalin und versetzt uns in Alarmbereitschaft – bereit zu erhöhten Handlungsbereitschaft.

Die Amygdala – unser Angstzentrum

Die Amygdala, auch Mandelkern genannt, ist ein Teil des limbischen Systems. Dieses steuert die unterschiedlichsten Emotionen wie Liebe, Hass oder Angst und lässt uns Neues lernen. Die Amygdala verarbeitet externe Impulse und leitet die entsprechenden vegetativen Reaktionen (Schwitzen, schnellerer Puls etc.) dazu ein.

Unter Aktivität nimmt die Durchblutung der Amygdala zu, das wird als veränderte Aktivität der Hirnzellen interpretiert. Interessanterweise kann dies durch reale Ereignisse, aber auch durch Erinnerungen geschehen. Wenn ein Gedanke der Angst vorhanden ist (z. B. beim Schauen eines Horrorfilms), erhöht sich die Herz- und Atemfrequenz, außerdem werden Stresshormone freigesetzt und typische Verhaltensmuster der Angst aktiviert. [39]

Chronischer Stress verändert das Gehirn

Kurzzeitig sind Stressreaktionen hilfreich, damit wir ins Handeln kommen. Langfristig bewirken sie Veränderungen der Hirnareale. Zuerst wird die Gedächtnisfunktion abgebaut und die Zellkörper der Amygdala werden vergrößert. Vermutlich ist dies ver-

Wissen

Synapsen sind Kontaktstellen im Gehirn, über die Nervenzellen miteinander kommunizieren. Diese sind fähig, die Stärke in der Kommunikation mit anderen Zellen in Abhängigkeit von ihrer Nutzung zu verändern.

- Amygdala = Mandelkern im Gehirn, ist Teil des limbischen Systems (Gefühlszentrum)
- Hypothalamus = Gehirnbereich, die wichtigste Schaltzentrale des vegetativen Nervensystems

antwortlich für eine Erhöhung der Stressempfindlichkeit.

Eine weitere ungünstige Reaktion: Die Funktion des Hippocampus (Gedächtnisareal im limbischen System) verändert sich. Im Normalzustand übt der Hippocampus eine hemmende Funktion auf die Ausschüttung von Cortisol aus und dämpft damit die Stressreaktion. Nun führt chronischer Stress dazu, dass der Hippocampus nicht in der Lage ist, die Ausschüttung von Cortisol zu dämpfen. Somit können Stressreaktionen über einen längeren Zeitraum ablaufen, als es der normalen Dauer entspricht.

Bei einem chronisch erhöhten Cortisolspiegel im Blut können Knochen und Muskelabbau folgen und entzündliche Darmerkrankungen sowie geistige Einbußen und Konzentrationsschwierigkeiten entstehen. Diese Vorgänge setzen einen Kreislauf in Gang: Anfänglich besteht ein Schmerz, dieser kann verstärkt werden durch die Ausschüttung von Stresshormonen. Veränderungen in den Hirnarealen entstehen, was wiederum Emotionen wie Angst, Furcht und negative Gedanken hervorruft. Durch die verstärkten Stresshormone verschlechtern sich der Schlaf und das Wohlbefinden und wir entwickeln intensivere Schmerzen. Um den endlosen Kreislauf zu durchbrechen, sind ein paar Maßnahmen erforderlich.

Der Einfluss von Gedanken und Gefühlen

Unser Körper steht unter dem ständigen Einfluss unseres Denkens und wird von diesem beeinflusst. Wie denke ich über Gesundheit? Was für eine Beziehung habe ich zu meinem Körper? Wie gehe ich mit meiner CMD um? Wie fühle ich mich trotz Schmerzen?

Wir leben in einer angepassten Gesellschaft. Unsere Erfahrungen und Prägungen haben uns gelehrt, dass Gefühle verdrängt, ignoriert oder bekämpft werden sollten. **Jedoch sammeln sich Gedanken und Gefühle im Unterbewusstsein und werden ständig versuchen, von dort an die Oberfläche zu gelangen, bis wir uns ihrer annehmen.** [40]

Eine bewusste Selbstwahrnehmung ist die Lösung, um sich nicht von den Gefühlen steuern zu lassen, sondern selbst die Kontrolle zu übernehmen. Mit Hilfe von Achtsamkeitsübungen können Gedanken und Gefühle im Alltag leichter wahrgenommen werden.

Achtsamkeit

Achtsamkeit bedeutet, im Hier und Jetzt zu sein – und zwar nicht nur körperlich, sondern auch mental. Leider ist das für die meisten Menschen kein Normalzustand.

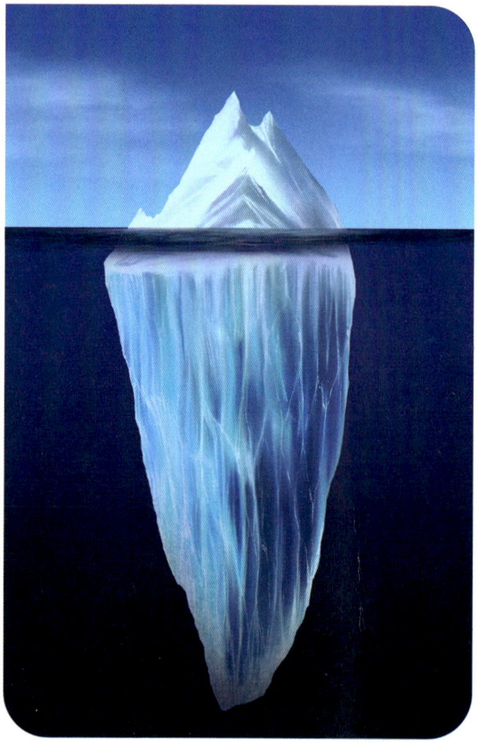

Das Modell eines Eisberges, der zum größten Teil unter Wasser liegt, soll verdeutlichen, dass Gedanken, Glaubenssätze und Gefühle tief vergraben liegen aufgrund unserer Erfahrungen.

Verlängerte Ausatmung

Die Konzentration auf eine verlängerte und vertiefte Ausatmung aktiviert das parasympathische Nervensystem.
Dieses ist verantwortlich für Ruhe- und Erholungsphasen.
Setzen Sie sich auf einen Stuhl oder stehen Sie mit aufgerichteter Wirbelsäule. Ihre Arme und Hände ruhen neben dem Körper oder liegen auf den Oberschenkeln.
Atmen Sie zwei Sekunden durch die Nase ein und anschließend sechs Sekunden durch die Nase wieder aus. Versuchen Sie, während beider Atemvorgänge alle Luft ein- bzw. ausströmen zu lassen. Wiederholen Sie dies fünfmal.
Hinweis: Achten Sie darauf, Ihre Schultern und Ihre Wirbelsäule entspannt zu halten und die Atmung vollständig ein- und ausströmen zu lassen.

Vielmehr sind wir mit unseren Gedanken entweder in der Vergangenheit oder beschäftigen uns mit der Zukunft. Dieses Denken ist meist von der Hoffnung begleitet, dass sich irgendwann ein zufriedener Zustand einstellen wird. Wir lassen das Hier und Jetzt außer Acht.

Ein achtsamer Mensch hingegen achtet auf den Moment, ohne ihn jedoch zu bewerten. Dieses Bewerten ist der zweite wesentliche Faktor der Achtsamkeit. Wir neigen dazu, alles permanent zu bewerten. Achtsam sein bedeutet, in keinerlei Situation zu bewerten, sondern sich auf das zu konzentrieren, was außerhalb unserer Gedankenwelt ist. Zum Beispiel: Wer Angst vor einer Prüfung hat, dieses Gefühl aber nur beobachtet und nicht bewertet, der löst keine Reaktion, keinen Stress aus. Das Achtsamkeitstraining hilft somit, Stress in bestimmten Situationen zu vermeiden.

Achtsamkeit ist erlernbar, auch in Alltagssituationen. Wir können versuchen, Alltägliches aus einer anderen Perspektive wahrzunehmen und damit Routinen zu durchbrechen, etwa indem wir einen anderen Weg als sonst nach Hause nehmen oder mit der linken statt mit der rechten Hand die Tür schließen.

Atemübungen

Durch Atemübungen können essenzielle Vorgänge im Körper geändert werden. Atmung schafft es, viele Regionen der Muskulatur, die Organe und viele Hirnareale zugleich anzusprechen. Folgende positive Effekte können verzeichnet werden:

- Verbesserung der körperlichen Fitness
- Erweiterung der kognitiven Fähigkeiten
- Reduzierung von Schmerz
- Verbesserung der Schlafqualität
- Verbesserung der Verdauungsvorgänge
- Verbesserung des Blutdrucks
- Stressreduktion
- Stärkung des Immunsystems

Welche Herausforderung bestehen bei Atemübungen? Wir führen jeden Tag circa 20.000 bis 25.000 Atemzüge durch. Jeder dieser Atemzüge erfolgt unbewusst. Um von Atmung zu profitieren, müssen wir uns diesen Automatismus bewusst machen und die Atmung zu einem Vorgang machen, der unsere Aufmerksam verdient. Empfohlene Dauer für Atemübungen: täglich 15 Minuten.

Automatisierungen im Gehirn

Warum fällt es uns so schwer, unbewusste Vorgänge (Gedanken und Gefühle) zu ändern?

Wenn wir ein hoch emotionales Ereignis fortwährend in Gedanken durchleben, werden chemische Prozesse im Gehirn ausgelöst. Das Ereignis lässt das Gehirn in denselben Sequenzen, Mustern immer wieder agieren und es entsteht ein festgefahrener Kreislauf.

Im normalen Alltag bestimmt der Verstand unser Handeln, ist also der Chef des Organismus. Der Körper folgt eigentlich nur als ausführender Mitarbeiter. Bei chronischen Schmerzzuständen sind die Rollen von Körper und Verstand vertauscht. Somit bestimmt der Körper statt des Verstandes. Diese Veränderung braucht viel Willenskraft und Muster, die sich in Körper und Gehirn festgefahren haben, müssen mit Motivation und Disziplin durchbrochen werden.

Achtsamkeitstraining: bewusst wahrnehmen

Setzen Sie sich auf einen Stuhl oder stehen Sie im aufrechten Stand. Ihre Arme und Hände ruhen neben dem Körper oder liegen auf den Oberschenkeln. Achten Sie auf eine aufrechte, würdevolle Haltung. Schließen Sie Ihre Augen.
Beobachten Sie, wie der Atem ein- und ausströmt, ohne den Atem kontrollieren zu wollen. Nehmen Sie wahr, wo der Atem am deutlichsten zu spüren ist, wie der Brustkorb sich hebt und senkt und die Bauchdecke sich wölbt und entspannt.
Spüren Sie Ihre Schultern und lassen Sie diese bewusst entspannt fallen.
Beobachten Sie die Position Ihrer Zunge im Mundraum – liegt sie unten oder oben im Mund? Stößt sie gegen Ihre Zähne?
Wo liegen Ihre Zähne – berühren sich diese von Unterkiefer zu Oberkiefer oder sind sie locker entfernt voneinander? Spüren Sie die Position Ihrer Lippen – liegen sie entspannt oder gepresst aufeinander?

Entwicklung eines Schmerzgedächtnisses

Der Begriff Schmerzgedächtnis bezeichnet eine Veränderung im zentralen Nervensystem, die durch wiederkehrende Schmerzerfahrungen entsteht. Neuer, akuter Schmerz wird mit diesen gespeicherten Erfahrungen verglichen und bewertet.

Global gesehen sind Schmerzen zur Herausforderung für alle Nationen geworden, vorwiegend chronische Schmerzen. Der chronische Schmerz beginnt, wenn die Normalzeit für Heilung in einem Gewebe überschritten ist.[41,42] Laut Statistik haben weltweit 56 % der Menschen einen wöchentlich wiederkehrenden Schmerz. Allein in Deutschland leiden 49 % der Menschen unter chronischen Schmerzen.

Um langfristig Linderung bei einer schmerzhaften Erkrankung wie CMD zu schaffen, ist es essenziell, eine Sache zu verstehen: die Entstehung von Schmerz. Studien haben gezeigt, dass allein das Wissen über die Entstehung von Schmerzen zu deren Linderung beitragen kann und Sorgen und Ängste erheblich reduziert werden können.[43]

Schmerzen sind real und persönlich

Schmerz kann sehr unterschiedlich verlaufen: Stellen Sie sich vor, Sie laufen verträumt auf dem Bürgersteig und plötzlich stoßen Sie mit dem Kopf gegen eine Laterne. Der Kopf wird schlimm weh tun. Sicherlich werden Sie sich ewig an das Ereignis erinnern und beim nächsten Mal aufmerksamer sein. Aber auch bei weniger offensichtlichen Dingen können Schmerzen entstehen: Sie verrichten den gesamten Tag Gartenarbeit und irgendwann meldet sich Ihr Rücken mit Schmerzen. Offensichtlich will der Schmerz Ihnen damit zeigen, dass Sie eine Pause einlegen sollten.

Die Komplexität des Schmerzsystems erkennen wir bei Schmerzen, die keine körperlichen Auslöser haben. Zum Beispiel kann der Verlust eines geliebten Menschen genauso schwer zu ertragen sein wie ein akuter Knieschmerz. Bei allen Schmerzen spielen Gedanken und Gefühle eine wesentliche Rolle.

Wenn wir Schmerzen verstehen wollen, vorwiegend die Entstehung von chronischen Schmerzen, dann müssen wir einen näheren Blick auf das Gehirn werfen. Dieses ist die Kommandozentrale und lehrt uns, warum Gefühle, Verhaltensmuster und Erfahrungen eine so große Rolle spielen. Wichtig zu erwähnen ist hierbei: Niemand bildet sich seinen Schmerz ein, sondern Schmerzen sind real und persönlich.

Schmerz als Schutz

Schmerz ist die mächtigste Schutzeinrichtung. Bei anhaltenden Schmerzen kann es sehr schwerfallen, sich vorzustellen, dass Schmerzen einen Nutzen oder Sinn haben könnten. Jedoch hat das Gehirn entschieden, dass aus irgendeinem Grund eine Gefahr vorhanden ist, und möchte Sie davor schützen. Denn in erster Linie ist unser Gehirn dafür zuständig, unser Überleben zu sichern und uns vor möglichen Gefahren abzuschirmen. Nun gilt es herauszufinden, warum es zu der Schlussfolgerung gekommen ist, dass eine Gefahr vorhanden ist.

Das Gefahrenmeldesystem

Unser Körper besitzt ein sensorisches System, das dem Gehirn beständig berichtet, welche Veränderungen im Körper herrschen. Dieses System besteht aus den Sinnesorganen (Schmecken, Hören, Riechen, Sehen, Tasten) sowie dem Gefahrenmeldesystem. Zusammen schützen diese Systeme den Körper vor Selbstzerstörung. Die Kommandozentrale dafür bildet das Gehirn.

Überall im Körper sind Millionen von Sensoren verteilt, die im jeweiligen Gebiet – z. B. Auge (Reaktion auf Licht), Ohr (Reaktion auf Schallwellen), Haut (Reaktion auf Druck und Temperatur) – Informationen aufnehmen. Diese Sensoren kann man sich am besten als Reporter vorstellen, die in ihrem jeweiligen Einsatzgebiet auf Vorkommnisse achten. Über die Neuronen geben sie dann diese Informationen und Signale an das Rückenmark weiter.[44] Reagiert ein Sensor auf einen Reiz (z. B. Druck oder Temperatur), öffnet er sich und positiv geladene Teilchen strömen in die Neurone und lösen einen elektrischen Impuls aus.[45] Die Sensoren werden so gebildet, dass sie auf unser Wohlbefinden einwirken können. Wenn wir zum Beispiel nach einer Verstauchung von einer Entlastung des Sprunggelenks profitieren, werden mehr mechanische Sensoren zur Warnung vor vorzeitiger Überlastung gebildet. Sogenannte »Schmerzbahnen« oder »Schmerznerven« gibt es nicht, das alles sind spezielle Neurone, die auf alle Arten von Reizen reagieren, wenn diese stark genug sind, um eine Gefahr dazustellen. Bei ihrer Aktivierung werden in höchster Geschwindigkeit Impulse an das Rückenmark und teilweise auch an das Gehirn gesandt. Unser Gehirn wird so vor möglichen Reizen gewarnt und kann reagieren. Die Aktivität dieser Neurone mit den Sensoren wird Nozizeption, auf Deutsch »Gefahrensinn«, genannt.

Wichtig

Die Nozizeption aus den Gelenken stellt nur eines von vielen Signalen dar. Sie ist der häufigste Vorbote von Schmerzen, aber nicht der einzige. Andere Signale werden ebenso an das Gehirn gesandt. Die Nozizeption allein reicht bei chronischen Schmerzen nicht aus, um einen Schmerz zu produzieren.[46] Das typischste Beispiel finden wir bei Phantomschmerzen: Der Körperteil ist nicht mehr vorhanden, er schmerzt aber beispielsweise noch bei Wetterumschwung.[47]

Entscheidung im Gehirn

Ob der Impuls vom Gefahrensystem als Schmerz bewertet wird, entscheidet sich im Gehirn. Wenn Impulse von entzündetem oder schwachem Gewebe das Hinterhorn erreichen, dann passen sich die Neurone des Gehirns an. Sie erhöhen ihre Sensibilität, damit schneller auf Gefahr reagiert werden kann. Reize, die vorher noch normal weh taten, werden noch intensiver wahrgenommen und welche, die vorher noch nicht weh taten, schmerzen nun. Die Sensoren verbleiben länger geöffnet und lassen dadurch mehr »Gefahren-Informationen« hinein, deswegen erhöht sich die Anzahl der Sensoren, die auf Gefahr reagieren. Zusätzlich überschwemmen sensible Chemikalien die Synapsen (Nervenumschaltstelle) und Nervenendigungen beginnen zu sprießen. Unser Gehirn wird somit ausgetrickst: Durch die erhöhte Anzahl der Sensoren, die vermehrte Produktion von Chemikalien und das Sprießen von Nervenendigungen werden fehlerhafte Informationen über den Zustand der Gewebe weitergegeben. Nun hat unser Gehirn nur eins im Sinn: unseren Schutz!

Die Schmerzen sind real, jedoch sind die Prozesse verändert. Durch diesen sensibilisierten Zustand wird das Gehirn mit Informationen gefüllt, die den Zustand des Körpers nicht wahrheitsgetreu abbilden. Jeder kennt den Prozess der erhöhten Empfindlichkeit, wenn wir verletzt sind. Nur sollte die Empfindlichkeit nachlassen, wenn die Heilung abgeschlossen ist. Gewebe unterliegen klaren Heilungszeiten.

Die Heilungszeiten können variieren durch:
- die Art der Gewebe (Muskel heilt schneller als Knochen),
- zusätzliche Grunderkrankungen (Stoffwechsel, Durchblutung, Nervensystem),
- die Art und Weise, wie das Gewebe während der Heilung benutzt wird,
- die Tätigkeit, der man im Alltag nachgeht, und
- Einstellung, Erfahrung, Gedanken gegenüber Schmerz.[48]

Es können Schmerzen noch lange nach der normalen Heilungszeit bestehen. Dies kann aufgrund von Veränderungen im Gefahrensystem (Defizite in den Sinnesorganen), Rückenmark und Gehirn passieren. Infolgedessen wird nun der gesamte Körper aktiviert und unterliegt diversen Anpassungen.

Auswirkungen von chronischen Schmerzen

Es gibt kein bestimmtes Schmerzzentrum im Gehirn. Vielmehr leihen sich Schmerzen Hirnareale nur aus, um sich im Körper darzustellen. Bei chronischen Schmerzen werden diese Hirnareale von der Schmerzerfahrung gefangen genommen – ein Schmerzgedächtnis entsteht.

Veränderungen der Hirnzentren

Nahezu jedes Hirnzentrum ändert sich bei chronischen Schmerzen. Im Folgenden werden die wichtigsten genannt und die Veränderungen, die dadurch für einen CMD-Patienten eintreten.
- Cingulum = Fokussierung, Konzentration
- primäres motorisches = Planung von Bewegungen
- Thalamus = Schlaf, vegetatives Nervensystem, Stressantworten
- Hippocampus = Gedächtnis, räumliche Orientierung
- Amygdala = Furcht, Angst
- somatosensorisches Rindenfeld = sensorische Unterscheidungen[49]

Das Volumen dieser Hirnareale verändert sich und die Sensibilisierung erhöht sich in Gehirn und Körper. Dadurch kann sich der Schmerz ausbreiten.

Vergleichen wir den Vorgang mit einer Alarmanlage: Ihr Haus besitzt eine Alarmanlage. Diese agiert zu Ihrem Schutz vor Einbrechern.

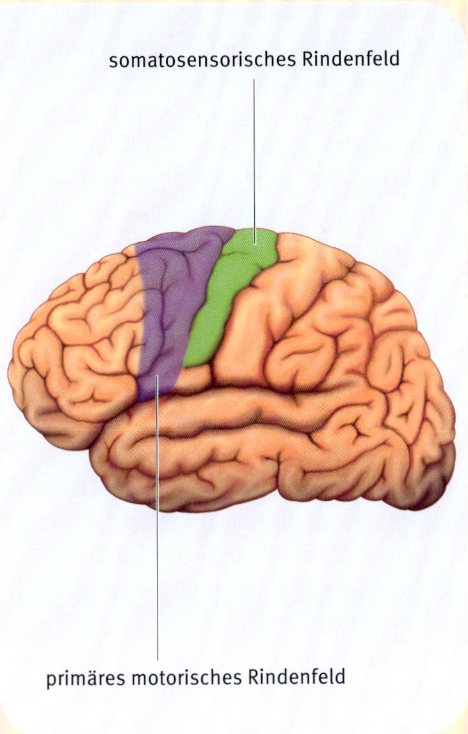

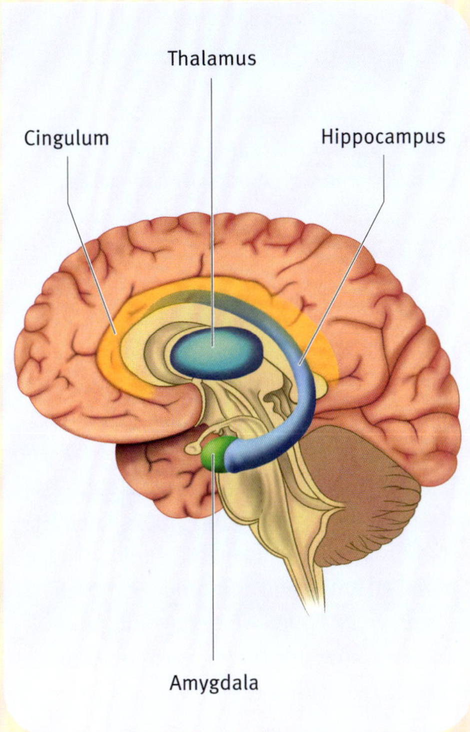

Hirnzentren, die erhöhte Atem- und Herzfrequenz sowie Angst und negative Emotionen auslösen.

Hirnzentren, die unsere Bewegungen und die Verarbeitung von Sinneswahrnehmungen steuern.

Ausgelöst werden kann diese Alarmanlage nur durch einen Einbruch ins Haus. Die Tür oder das Fenster werden gewaltsam geöffnet. Die Alarmanlage reagiert, ein warnender Ton entsteht. Sie stehen auf und rufen die Polizei. Nachdem diese das Haus gesichert hat (der Einbrecher ist weggelaufen), wird die Alarmanlage wieder ausgeschalten und in den Normalzustand versetzt.

Nun reagiert jede Person bei Einbrüchen anders. Durch das Schrillen der Alarmanlage wurde der Stresslevel erhöht und die Sorge vor einem erneuten Einbruch ist vorhanden. Wenn dieser sorgenvolle Zustand anhält, wird die Alarmanlage auf erhöhte Sensibilität gesetzt. Sie ist zwar im Standby-Modus, reagiert aber nun auf die kleinsten Dinge, wie beispielsweise ein Blatt am Fenster, Wind, das Vorbeischleichen der Katze usw.

Genauso verhält sich unser menschliches Alarmsystem. Die normale Gefahr ist vorbei und doch verbleiben wir in erhöhter Sensibilität. Dies kann durch ein erhöhtes Stresslevel durch anhaltenden Schmerz, Frustrationen über Behandlungen, die nicht helfen, verschiedene Diagnosen von Ärzten und ständige Arztbesuche verstärkt werden, da man ständig an den Schmerz erinnert wird.

Impulse durch Gedanken und Gefühle

Wenn unser Alarmsystem besonders empfindlich ist, können Signale ausgehend von Gedanken und Gefühlen schon als gefährlich eingestuft werden. Wenn jemand zum Beispiel nur an die Bewegung seiner schmerzhaften Schulter denkt, kann ein Anstieg des Schmerzlevels und gegebenfalls eine Anschwellung nachgewiesen werden. Viele Patienten sagen: »Es schmerzt schon, wenn ich nur daran denke.« Das ist keine Einbildung, sondern durch die Gedanken wird eine Aktivierung ihrer Hirnareale ausgelöst.[50] Es entstehen Neurone, die nur speziell auf die schmerzhaften Gedanken reagieren. Unsere Gedanken entstehen aufgrund von Botenstoffen und diese haben wiederum Einfluss auf unseren Körper und fördern den Kreislauf der chronischen Schmerzen.

Folgende Aussagen von Schmerzpatienten geben Beispiele: »Ich habe schlimme Schmerzen, also muss etwas Schlimmes in meinen Körper sein.« – »Ich tue nichts, was meine Schmerzen verstärken könnte.« – »Auf dem MRT war nichts zu sehen, also muss es ganz tief drin sein.«

Schmerzen können schlimmer sein, wenn Sie verärgert sind, und besser werden, wenn Sie glücklich sind. Durch die alleinige Aktivierung von Gedanken lassen sich Schmerzen positiv wie negativ beeinflussen.

Großhirnrinde

Die Großhirnrinde repräsentiert im Gehirn jeden Körperbereich. Die Hirnareale sind normalerweise für verschiedene, klar abgegrenzte Körperbereiche zuständig. Bei dauerhaften Schmerzen verschwimmen die Grenzen der einzelnen Areale und das Gehirn scheint nicht mehr zu wissen, ob der entsprechende Körperteil überhaupt noch dazugehört. Beziehungsweise es entstehen Schwierigkeiten bei der Wahrnehmung des Körpers selbst. Zwischen Rechts und Links kann kaum unterschieden werden. Außerdem werden Gehirnareale, die viel gebraucht werden, größer. Wahrscheinlich sind dies Schutzstrategien. Somit werden Bewegungen im betroffenen Körperabschnitt erschwert oder dieser wird übertrieben empfindlich.

Gut zu wissen: So schnell wie das Gehirn Veränderungen vornimmt, so schnell können Sie sich dies zu Nutze machen! Wenn Sie zum Beispiel täglich Ihre Zunge durch Zungenbewegungen kräftigten, hätte dies einen positiven Effekt auf die Kieferregion, denn auf der Großhirnrinde liegt die Zunge nahe der Kieferregion und kann daher Einfluss nehmen.

Das vegetative Nervensystem

Das sympathische Nervensystem ist für unsere Kampf-oder-Flucht-Reaktion verantwortlich. Es setzt Adrenalin und Noradrenalin frei, damit schnell gehandelt werden kann. Diese Hormone werden zum Herzen, in die Muskeln und ins Gehirn geleitet, um die entsprechenden Reaktionen in einer Gefahrensituation abzurufen. Wenn die Stressreaktion vorbei ist, erholt sich das sympathische Nervensystem innerhalb einer Stunde. Chronischer Schmerz und Stress sind mit anhaltend hohen Adrenalinwerten verbunden. Das ruft nun Angst, Schwitzen, innerliche Unruhe und die Unterdrückung des parasympathischen Systems hervor. Dieses ist für Ruhe, Schlaf und Entspannung verantwortlich. Wird es dauerhaft unterdrückt, kommt es auch hier zu Veränderungen und die Funktionen können nicht mehr ausreichend erfüllt werden. Wir entwickeln schlaflose Nächte, Unruhe, innerliche Anspannung und Verdauungsprobleme.

Das Immunsystem

Das Immunsystem hat eine Schlüsselfunktion bei chronischen Schmerzen. Wenn etwas in unseren Körper anders ist (Entzündungen, Verletzungen, Stress), wird dies sofort vom Immunsystem registriert. Bestimmte Botenstoffe, die sogenannten Zytokine, versuchen eine Art mobiles Schutzsystem zu erhalten. Einige Zytokine fördern Entzündungen, andere stoppen sie. Wenn eine Erkrankung vorhanden ist, steigt die Anzahl der entzündungsfördernden Zytokine. Deswegen fühlen wir uns antriebslos, ermüdet und werden schmerzempfindlicher.[51] Das Immunsystem kommuniziert fortwährend mit dem vegetativen Nervensystem und gibt dem Gehirn Warnsignale. Ein Kreislaufsystem!

Strategien zur Lösung

Dauerhaft unter chronischen Schmerzen zu leiden, verändert unseren Körper, unsere Persönlichkeit und unser Leben. Um diesem komplexen Schmerzsystem zu entkommen, braucht es Strategien. Im Folgenden finden Sie die Maßnahmen, die nachweislich erfolgreich eingesetzt werden können.

- Wissen über die Entstehung von Schmerzen aneignen. Studien haben bereits gezeigt, dass Menschen, die sich über Schmerzentwicklung informieren, weniger Schmerz wahrnehmen.
- Ausdauersport täglich integrieren (durch sanften Sport werden der Stoffwechsel und die Durchblutung erhöht und Angst vor Bewegungen kann reduziert werden).
- Schlafhygiene (Entwicklung von regelmäßigem und ausreichendem Schlaf erhöht die Ausschüttung von Hormonen zur Regeneration).
- Entspannungsverfahren täglich integrieren (bessern Schmerzen erheblich).
- Atemübungen (erhöhen Sauerstoff- und Glukosezufuhr im Gehirn).
- Gedanken und Gefühle (nutzen Sie positive Affirmationen).

Eine CMD zu verstehen bedingt das Verständnis der Entwicklung chronischer Schmerzzustände. Wissen über die Entstehung von Schmerzen ist Therapie.[52] Schmerzen sind persönlich und real, doch ein chronischer Schmerz schwindelt uns über den Zustand unseres Gewebes etwas vor. Mit diesem Wissen können Sie beruhigt Ihre Übungen ausführen, ohne Sorge vor dem Schmerz zu haben. Die Unterbrechung des Schmerzkreislaufes ist durch die beschriebenen Übungen jederzeit möglich.

Auswirkungen auf den gesamten Organismus

Bisher haben wir uns ausführlich damit beschäftig, wie sich CMD auf den Kiefer-Kopf-Nacken-Bereich auswirkt. Nun wollen wir einen genauen Blick auf Form und Funktionsstörungen des gesamten Körpers werfen.

In diesem Kapitel werden Form und Funktionsstörungen in Zusammenhang mit Zahnfehlstellungen und Kieferstörungen erläutert, ebenso die Entstehung von Körperfehlhaltungen und die damit verbundene Beweglichkeits- und Stabilitätseinschränkung.

Die Vernetzung von Kiefer und Körper

Der Schädel-Kiefer-Bereich ist anatomisch komplex mit zahlreichen Arealen vernetzt. Insbesondere ist er mit dem Fasziennetzwerk verknüpft, das auch als Bindegewebe bekannt ist. Dies ist ein multimodales Netzwerk, das unsere gesamten Körpergewebe miteinander verbindet.

Faszienschicht: Hautfaszie. In dieser Bindegewebsschicht verlaufen die Blutgefäße und peripheren Nerven mit Sensoren. Sie sind dafür zuständig, durch unsere Sinne (Tasten, Hören, Riechen, Schmecken) Reize zu vermitteln.

Faszienschicht: Muskelfaszie. Jeder Muskel ist von einer Hülle umgeben, dem Bindegewebe. Es sorgt dafür, dass der Muskel sich in seiner Hülle elastisch bewegen kann. Im Querschnitt des Muskels ist zu sehen, dass jedes Muskelbündel, jede Muskelfaser, jede Muskelzelle mit dieser Schicht einzeln umhüllt ist. Somit breitet sich das System der Faszien von innen nach außen aus und versorgt die Muskelzellen mit Blutgefäßen und Nerven. Die Wahrnehmung des Körpers durch Sinnesorgane, sowie das Schmerzempfinden der Muskeln sind in dieser Bindegewebeschicht verortet.

Faszienschicht: Organschicht. Das lockere Bindegewebe füllt die Bauchhöhle zwischen den Organen. Darin befinden sich Abwehr-, Lymph- und Fettzellen, ebenso Blutgefäße und Nervenendigungen. Es bildet Bänder und Sehnen, die die Organe umhüllen.

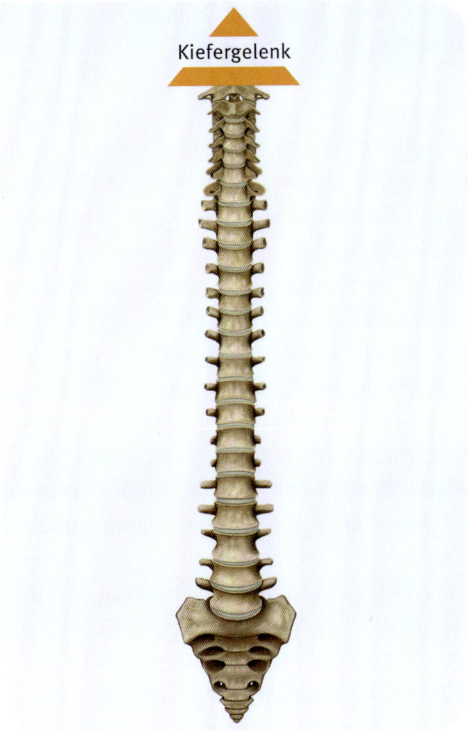

Die Spitze der Wirbelsäule.

Wie kein anderes System schaffen es die Faszien, Übergänge zwischen Organen, Muskeln, Knochen und Sehnen herzustellen.

Funktionen der Faszien

Das Netzwerk der Faszien war lange Zeit ein recht unerforschtes Gebiet und ihm wurde nicht viel Bedeutung zugemessen. Betrachtet man die komplexen und teilweise widersprüchlichen Aufgaben des Fasziensystems, kommt man zu einer anderen Wahrheit: Die Faszien durchziehen den gesamten Körper und sorgen für den Zusammenhalt und die Stabilisierung von Knochen und Organen. Zudem erlauben sie, dass Strukturen sich elastisch verändern, ohne ihre Funktion zu verlieren (z. B. bei Schwangerschaften).

Nachfolgend sind einige wichtige Funktionen der Faszien aufgelistet:

- Sensorik: Alle peripheren Nervenendigungen besitzen Rezeptoren (Tasten, Temperatur, Gefahr, Druck und Bewegung).
- Immunfunktion: Das Bindegewebe gilt als Grundregulationssystem für Abwehr und Entzündungsmechanismen.
- Halte- und Stützfunktion: Einerseits sorgt das Bindegewebe mit seinen Fasern für eine Stützfunktion von Knochen und Muskelsystem, anderseits für eine gewisse Elastizität und Geschmeidigkeit.
- Stressreaktion: Im Bindegewebe verlaufen Stressmechanismen. Hier werden Zytokine aktiv, um Stress abzuwehren.

Der Kiefer als Beginn der Wirbelsäule

In der klassischen Physiotherapie ist man lange davon ausgegangen, dass die Wirbelsäule mit dem Atlas (erster Halswirbel) beginnt und infolgedessen viele körperliche Beschwerden mit ihm verbunden sein müssen. Tatsächlich ist der erste Halswirbel auch eine wichtige Schlüsselstelle vieler Symptome, jedoch beginnt die Wirbelsäule etwas weiter oben.

Durch die Eingliederung des Kiefers in das mehrschichtige Netzwerk der Faszien erhalten wir einen neuen Blick auf den Aufbau: Der Kieferbereich ist über die Schluckmuskulatur, seitlich über den Kopfwender, vorn über die Halsfaszien und hinten über die Nackenmuskulatur ins Muskelfasziensystem eingebunden. Zum organischen System besteht die Verbindung über die Rachen- und Gaumenmuskulatur und zum Schädel über die Kaumuskeln. Jegliche mechanische Kraft im Kiefer wirkt sich auf alle Anteile des Fasziennetzwerks aus. Natürlich gilt dies auch umgekehrt: Kräfte aus den unteren Bereichen des Körpers können sich ebenfalls auf den Kieferbereich auswirken.

Der Schädel ist also die Fortsetzung der Wirbelsäule, der Oberkiefer stellt den »Beginn der Wirbelsäule« dar. Der Kieferbereich ist somit die oberste Achse der Faszien. Der an den Oberkiefer angedockte Unterkiefer wiederum leitet Kräfte, die beim Pressen, Knirschen, Atmen, Kauen entstehen, ins gesamte Netzwerk der Faszien hinein.[53]

Umgekehrt ist es ebenfalls möglich, dass Kräfte aus anderen Körperteilen durch die Faszien in den Kiefer geleitet werden. Fehlhaltungen an Füßen, Becken und Schultergürtel erzeugen Spannungen, die sich auf Form und Funktion des Kiefer-Kopf-Bereichs auswirken. Es können Formveränderungen (Zahnfehlstellungen), aber auch Funktionsstörungen der Kiefergelenke (Kieferklemmen, Schluckstörungen etc.) entstehen.

Was hat die Statik mit dem Kieferbereich zu tun?

Unser Körper besitzt querverlaufende Faszien. Diese sind auf verschiedene Ebenen des Körpers verteilt. Sie dienen als Stütze für das gesamte Netzwerk der Faszien, können aber auch leicht bei Störungen den gesamten Körper beeinflussen.
Unser Körper besitzt verschiedene Diaphragmen, auf folgende drei werfen wir einen genaueren Blick:

- Einatmungsmuskel (Zwerchfell)
- Beckenboden
- Fußgewölbe

Diese queren Diaphragmen sind Faszienstrukturen. Der Begriff Diaphragma beschreibt eine Trennwand, durch die etwas hindurchtritt.

Zwerchfell

Der größte Einatmungsmuskel ist das Zwerchfell, es sitzt an den untersten Rippenbögen. Es besteht aus einem zwei bis fünf Millimeter dicken, gewölbten Muskel. Dieser Muskel breitet sich in den gesamten unteren Rippenraum aus. Er verbindet Brustbein und Wirbelsäule und trennt die oberen von den unteren Organen. Seine wichtigste Funktion ist die Atmung. Durch die ständige Kontraktion des Muskels werden Flüssigkeiten im Körper bewegt und auch die Organe werden bewegt, was für eine gute Verdauung unabdingbar ist. Außerdem sorgt das Zwerchfell für die Stützfunktion der Wirbelsäule. Durch die zahlreichen Verbindungen zu Knochen und Organen der unteren wie oberen Körperbereiche hat es einen wesentlichen Einfluss. Liegen Verspannungen, Blockierungen oder fehlerhafte Atemprozesse vor, kommt es zu Veränderungen in dieser Ebene.

Beckengürtel/Beckenboden

Der Beckenbereich bildet die Verbindung zwischen Wirbelsäule und unterer Extremität. Mögliche Funktionsstörungen von oberen oder unteren Körperregionen werden hier aufgefangen. Durch den Beckenboden können Organe sicher umschlossen und gleichzeitig auch im Lot gehalten werden. Das Becken sollte stabil sein und trotz Bewegungen an den Beinen und der Wirbelsäule in horizontaler Achse bleiben.

Fußgewölbe

Die Füße stellen den ersten faszialen Kontakt mit der Umwelt dar. Die Fußgewölbe spannen sich im queren und langen Verlauf an der Fußsohle entlang. Sie sorgen bei jedem Schritt für die notwendige Stoßdämpferfunktion und sollten dazu aufrecht und stabil stehen. Denn sonst können Fehlhaltungen auf den Beckengürtel und die Wirbelsäule übertragen werden.

Diese drei Ebenen sind Start- oder Endpunkt von Funktions- und Bewegungseinschränkungen des Kieferbereichs. Im Idealfall liegen alle Ebenen horizontal übereinander und sind somit in Balance. Sollten sie außerhalb ihrer Achse liegen, können auf- und absteigende Kettenreaktionen die Folge sein.

Zwei Möglichkeiten bestehen:

1. Fehlhaltungen in Füßen, Beckengürtel und Schultergürtel führen zu einer Anpassung im Kieferbereich (Zahnfehlstellungen, Stellungen der Kiefergelenke, Verspannungen) Solche Fehlhaltungen können durch Bewegungsmangel, einseitige Haltung oder Traumata entstehen. Zum Beispiel durch:
   - komplizierte Geburten mit Saugglocke oder Zange
   - Umknicken im Sprunggelenk, Hohl-, Senk- und Spreizfüße
   - Schulterluxationen, Blockierungen der Brustwirbelsäule
2. Fehlhaltungen und Störungen im Kieferbereich (Zahnfehlstellungen, Kiefergelenksstörungen) können sich auf anderen Ebenen auswirken. Dies zeigt sich zum Beispiel durch:
   - verspannten oder schwachen Beckenboden, Skoliosen, Beckenschiefstände
   - Hüftschmerzen, Fußschmerzen, Knieschmerzen
   - verspannte Muskulatur, Nervenschmerzen der Halswirbelsäule

Der gerade Mensch

Im Idealfall sind die Schlüsselpunkte des Körpers in Balance und unterstützen und stabilisieren sich gegenseitig gegen Kräfte von außen und innen.

Daher wird bei einer klinischen Untersuchung durch einen Orthopäden oder Physiotherapeuten der Fokus auf korrekt stehende Abschnitte des Körpers gelegt. Jedoch sollte man nicht vergessen, dass es keinen zu 100% »geraden« Menschen gibt. Jeder Körper weist Dysbalancen, Abweichungen, Asymmetrien auf. Manchmal bestehen diese temporär, um den Körper anzupassen (Schonhaltungen nach Unfällen), gelegentlich auch langfristig, um bestimmte Gelenk- und Muskelbereiche zu entlasten (z.B. während einer kieferorthopädischen Behandlung, bei einer Instabilität der Halswirbelsäule). Primär gilt es bei Untersuchungen aufzudecken, ob die Abweichungen im Körper einen Einfluss auf bestehende Schmerzen, Funktion- bzw. Bewegungseinschränkungen haben. Falls dies so ist, sollte die Aufmerksamkeit auf eine Harmonisierung gelegt werden.

Aufgrund der komplexen Verschaltungen von Kieferstörungen auf den gesamten Körper ist es wichtig, ein Übungsprogramm zu erstellen, das dies berücksichtigt. Bloße Durchführungen von Übungen am Kiefergelenk und an der Kaumuskulatur genügen nicht, um eine Änderung zu bewirken. Ob die Symptome parallel oder später aufgetreten sind, ist dabei unwesentlich. Jedoch beeinflussen sie sich gegenseitig, ein ganzheitliches Training ist daher unerlässlich.

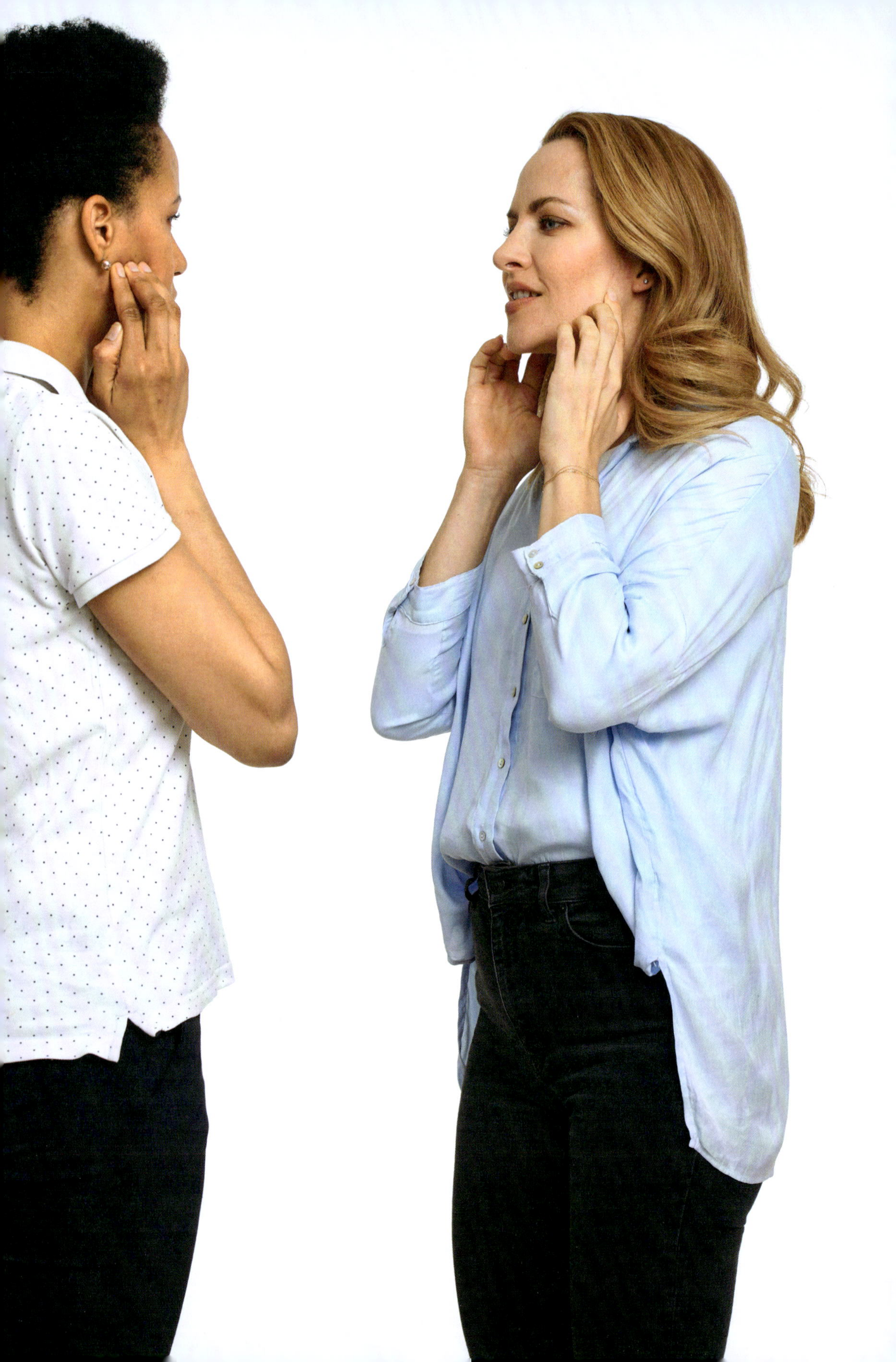

Das Kiefer-schmerz-frei-Programm

Nachdem Sie nun vieles über die Anatomie der Kieferregion und die verschiedenen Symptome und Ursachen von CMD gelernt haben, geht es nun darum, wie Sie Ihren Schmerz aktiv angehen.

Wichtiges vorab

Bevor es mit den hilfreichen Übungen losgeht, hier noch ein paar allgemeine Informationen zu den Übungen und deren Umsetzung.

Nun kommen wir zur Praxis. Sie haben die Auswahl zwischen allgemeiner Entspannung, Massagen, Dehnungen und Mobilisationen für den Kiefer oder aber speziellen Übungen gegen Ihre Beschwerden. Die Übungen wurden so gewählt, dass Sie selbstständig ein Programm zusammenstellen oder einzelne Übungen in den Alltag integrieren können.

Übungen in den Alltag integrieren

Alle Übungen wurden so gewählt, dass es möglich sein sollte, sie entspannt in den Alltag zu integrieren. Wenn Sie bisher nicht regelmäßig trainieren, empfehle ich, dass Sie mit Atemübungen und allgemeinen Übungen beginnen, bevor Sie sich an die Übungen für einzelne Beschwerden herantasten.

Gewohnheiten ändern

Obwohl die folgenden Übungen ein Schlüssel zu Ihrer Genesung sind, sollten Sie auch an die generelle Heilung denken. Beachten Sie, dass chronische Schmerzen oftmals nicht einen primären Auslöser haben, sondern viele Ursachen zusammenkommen können. Finden Sie Ihre persönlichen Ursachen für Schmerzen und Unwohlsein heraus (Schlafmangel, Fehlernährung, Stress, Mangel an Bewegung, Haltung etc.) und beginnen Sie Schritt für Schritt, Ihre Lebensgewohnheiten zu ändern. Denn nur so kann Heilung stattfinden. Wenn Sie Ihren Fokus nur auf eine einzelne Ursache legen und nur hieran arbeiten, ist die Wahrscheinlichkeit groß, dass die Wirkung ausbleibt.

Übungen richtig anwenden

- Zu Beginn sollten Sie täglich fünf bis zehn Minuten Zeit einplanen, um eine Übung zu erlernen und durchzuführen.
- Nutzen Sie anfangs einen Spiegel oder die Aufnahme per Handykamera, um sich selbst zu korrigieren. Nach sechs Wochen Training nehmen Sie sich erneut auf Video auf und beobachten Ihre Fortschritte. Sie werden überrascht sein.
- Hören Sie auf Ihren Körper. Fühlen Sie während der Übungen in die beübte Region hinein, ein Wohlwehschmerz oder Dehnungsschmerz ist erwünscht.

- Nutzen Sie das Schmerzprinzip: Schmerzlos bedeutet, dass Sie die Übung mühe- und problemlos umsetzen können; leichtes Ziehen und leichte Schmerzen bedeuten, dass die Übung herausfordernd ist und Ihr System positiv beeinflusst. Starke Schmerzen gehen mit Anstrengung, Schwitzen, Verkrampfung einher. Bitte machen Sie anfangs nur die Übungen, die schmerzlos ausgeführt werden können bzw. leichte Schmerzen hervorbringen. Schmerzhafte Übungen lassen Sie anfänglich weg, beginnen Sie zu einem späteren Zeitpunkt mit weniger Wiederholungen.
- Beginnen Sie als Anfänger für ein bis zwei Wochen mit einer allgemeinen Übung zur Entspannung und Mobilisation, danach ist die Übungsvariante durchzuführen.
- Entspannung- und Mobilisationsübungen können Sie täglich durchführen, Stabilisations- und Dehnungsübungen sollten Sie nur alle zwei bis drei Tage hinzufügen.
- Nach ca. ein bis drei Wochen werden Sie erste Verbesserungen wahrnehmen, die Muskulatur wird lockerer, entspannter und die Übungen fallen Ihnen leichter.
- Nun können Sie ein bis zwei Übungen aus dem Beschwerden-Programm ergänzen, die zu Ihren Symptomen passen.

Wirkungen

Schon direkt nach dem Üben oder wenige Tage später können Prozesse im Gewebe beginnen. Durch die Aktivierung des Stoffwechsels werden Schadstoffe abtransportiert, was sich in einer leichten Zunahme an Schmerzen, Verspannungen oder durch leichten Muskelkater zeigt. Leichte Schmerzen sind in Ordnung, anderenfalls bauen Sie bitte mehr Entspannungsübungen in Ihr Programm ein und reduzieren Sie die Wiederholungen.

Qualität vor Quantität

Achten Sie auf die korrekte Ausführung der Übungen. Wenn Sie Verspannungen im Körper spüren oder zu sehr außer Atem geraten, sollten Sie die Anzahl und die Wiederholungen der Übungen reduzieren. Aber nicht nur die Wiederholungen oder die Dauer der Übungen sind entscheidend, sondern auch eine korrekte und qualitative Ausführung. Bei falscher Ausführung werden andere Muskelbereiche genutzt und Ihr Körper verspannt sich an anderen Körperstellen. Qualität kennzeichnet sich durch konzentriertes Üben (spüren, wie sich die betroffene Körperstelle beim Üben anfühlt), einen ruhigen Atemrhythmus und keinerlei Beteiligung von angrenzender Muskulatur (z. B. Lippen pressen, Schultern hochziehen).

Schmerz lass nach!

Wenn sich die Schmerzen reduzieren, werden Sie eine Verbesserung in der Bewegung und Koordination des entsprechenden Körperabschnittes beobachten können. Nun können Sie mehr Stabilisationsübungen ausführen und sich den speziellen Beschwerdeübungen zuwenden.

Geduld

Haben Sie Geduld mit sich und Ihren Selbstheilungskräften. Der Anfang ist der wichtigste Schritt. Erwarten Sie keine sofortigen Erfolge, nachdem Sie das erste Mal geübt haben, sondern erkennen Sie an, dass Ihr Körper für das Durchbrechen alter Bewegungsmuster und das Erlernen neuer Bewegungsmuster Zeit braucht. In der Ruhe liegt die Kraft.

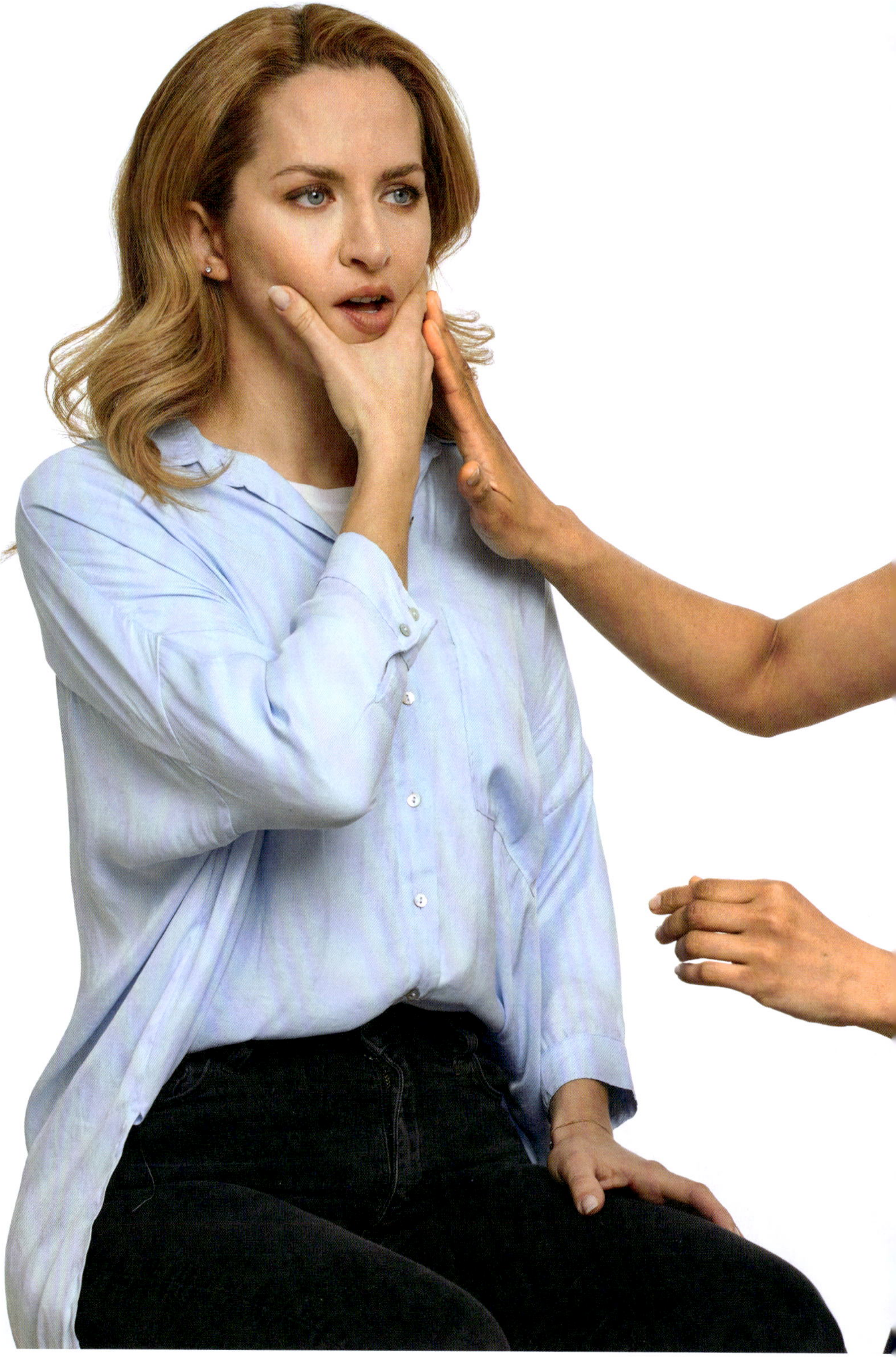

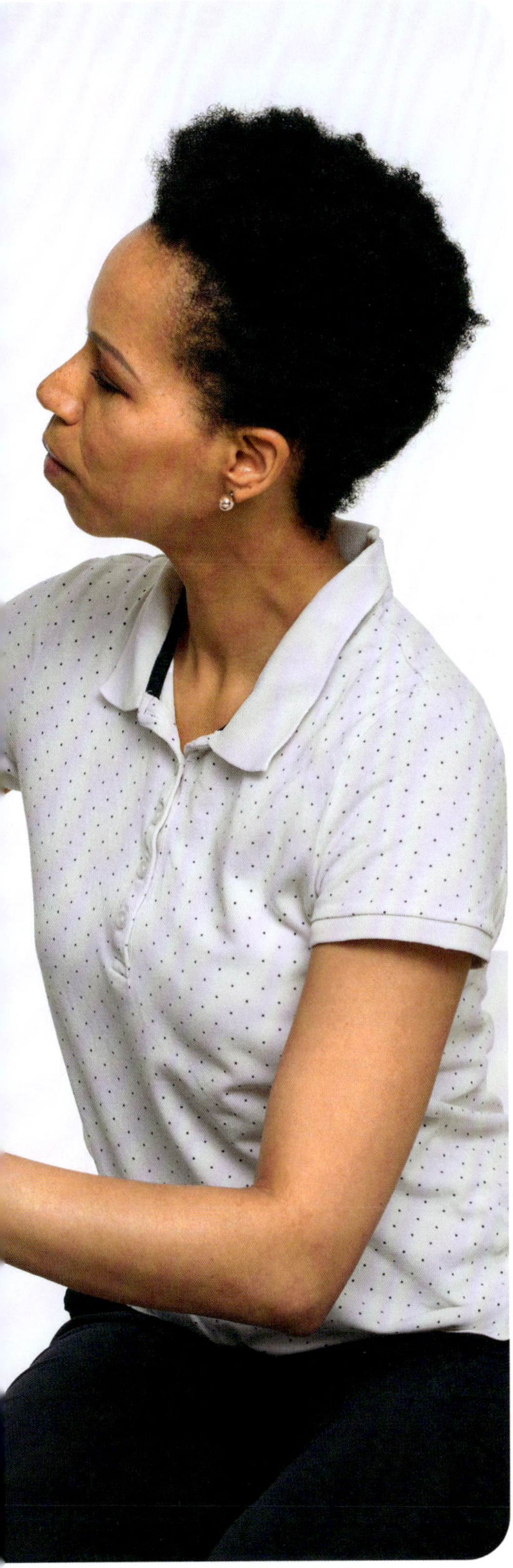

Entspannung für den Kiefer

Bevor wir mit der Mobilisation von Gelenken, komplexen Bewegungsabläufen und Kräftigungsübungen beginnen, benötigt das Gehirn einen Stimulus. Durch gezielte Entspannung am Kiefer lassen sich Schmerzen reduzieren, ebenso werden Nervenendigungen durch die Rezeptoren auf der Haut dazu angeregt, sich in Aktion zu begeben. In der Kommandozentrale Gehirn braucht es einige Vorbereitungen, um Bewegungen qualitativ auszuführen und den Körper so vor Verletzungen zu schützen.

Aufbau des Praxisteils

Die Übungen, die Ihnen vorgestellt werden, sind unterteilt in allgemeine Übungen für den Kieferbereich und spezielle Übungen.

Erster Teil:
allgemeine Übungen (Seite 65–123)
Dazu gehören Entspannung, Massagen, Dehnung, Mobilisation, und Stabilisation. Zu jeder Übung finden Sie eine Grundübung und eine Variante.

Zweiter Teil:
spezielle Übungen (Seite 125–171)
Hier finden Sie spezielle Übungen gegen einzelne Beschwerden. Suchen Sie Ihre Beschwerden auf und führen Sie effektive Übungen mit schnellem Erfolg durch.

Sensibilität anregen

Ziel: Durch Aktivierung der Rezeptoren wird mit dieser Übung die Sensibilität im Gesicht angeregt. Dies ist wichtig, um den Informationsfluss der Nervenendigungen zum Gehirn zu verbessern und die Durchblutung und den Stoffwechsel auf der oberflächlichen Faszienschicht anzuregen.

Ausgangstellung: Diese Übung können Sie im Sitzen, im Stand oder im Liegen durchführen.

Ausführung:

- Legen Sie die Finger beider Hände mit den Fingerspitzen sanft an Ihr Kinn.
- Wandern Sie nun mit kleinen, sanften Klopfbewegungen entlang des Unterkiefers vom Kinn zum Ohr und über den Oberkiefer in Richtung Nasenspitze. (1)
- Legen Sie die Fingerbeeren dann links und rechts an die Schläfen und klopfen Sie über die Augenbrauen in Richtung Stirnbereich. (2)

Wiederholungen: Führen Sie die Übung für ca. eine Minute aus.

Variante: Als Abwechslung und für einen zusätzlichen Reiz an den Rezeptoren können Sie Ihr Gesicht mit unterschiedlichen Materialen (Handtuch, Igelball, Bürste) sensibilisieren.

Tipps: Achten Sie darauf, den Stimulus regelmäßig zu wechseln und bei der Ausführung der Übung oberflächlich an der Haut zu arbeiten, also nicht mit zu viel Druck zu arbeiten. Hier werden keine Muskelverspannungen aufgelöst, sondern Sinneszellen auf der Haut angeregt.

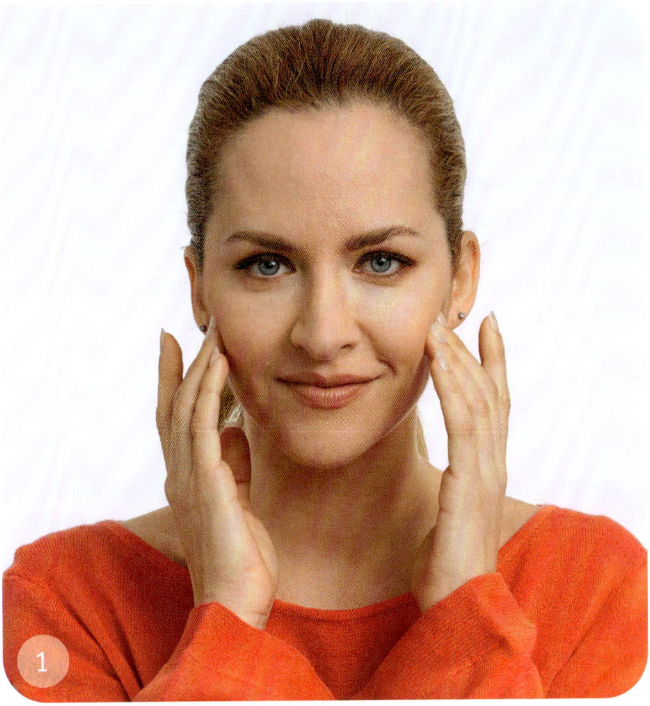
1

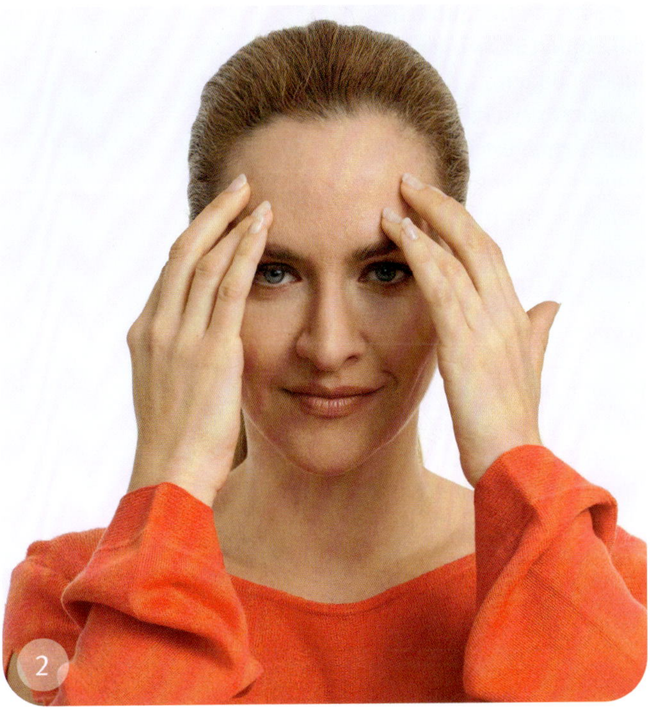
2

Lymphdrainage im Gesicht

Ziel: Das Lymphsystem hat unter anderem die Aufgabe, Körperzellen zu nähren, sich an der Immunabwehr zu beteiligen, die Wundheilung zu unterstützen und bei der Entgiftung und Reinigung des Körpers mitzuwirken. Die Aktivierung der Lymphe hilft dabei, abgestorbene Zellen aus dem Blut abzutransportieren und gegen Schwellungen vorzugehen.

Ausgangstellung: Zur Aktivierung der Lymphe setzen Sie sich entspannt auf einen Stuhl oder den Boden.

Aufwärmen: Vor Beginn der Lymphtechnik sollten Sie den Lymphfluss anregen. Das macht den Durchfluss der Lymphflüssigkeit wesentlich leichter.

- Setzen Sie sich gerade und mit aufrechter Wirbelsäule auf einen Stuhl oder im Schneidersitz auf den Boden. 1
- Kreisen Sie die Schulter nach hinten und ziehen Sie sie dabei soweit es geht zu den Ohren, im Anschluss nach hinten und unten, eine größtmögliche Kreisbewegung entsteht. 2
- Wiederholen Sie das Kreisen 15-mal.

Lymphtechnik:

- Legen Sie beide Hände mit den Fingern nach oben zeigend auf die jeweilige rechte und linke Gesichtshälfte. 3
- Üben Sie einen minimalen Druck aus und streichen Sie zur Entstauung mit den Händen nach unten in Richtung Kinn.

Variante: Legen Sie die Hände möglichst großflächig auf die Gesichtshälften auf, üben Sie wieder leichten Druck aus. Nun kreisen Sie in den Hautschichten und erhöhen den Druck in die Transportrichtung des Schlüsselbeins. 4

Wiederholungen: Wiederholen Sie die Übung jeweils 15-mal.

Tipps: Achten Sie darauf, den Druck nicht zu stark auszuüben, sonst führen Sie eine Massage in der Muskulatur anstatt im Lymphsystem aus. Stellen Sie sich beim Ausüben des Drucks vor, Sie hielten ein rohes Ei in den Händen, mehr Kraft ist nicht notwendig.

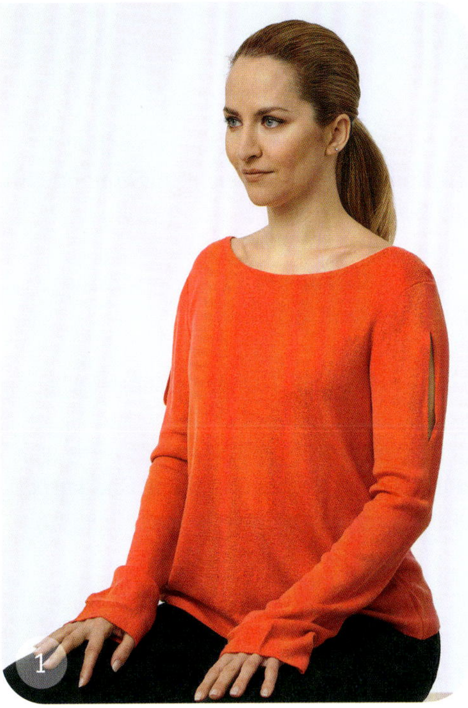

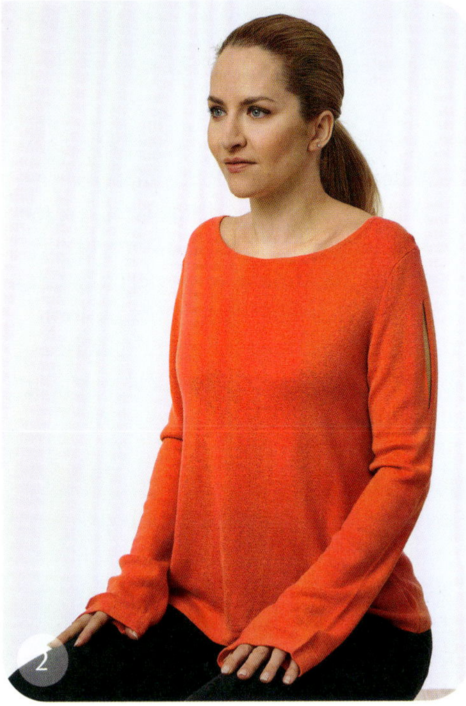

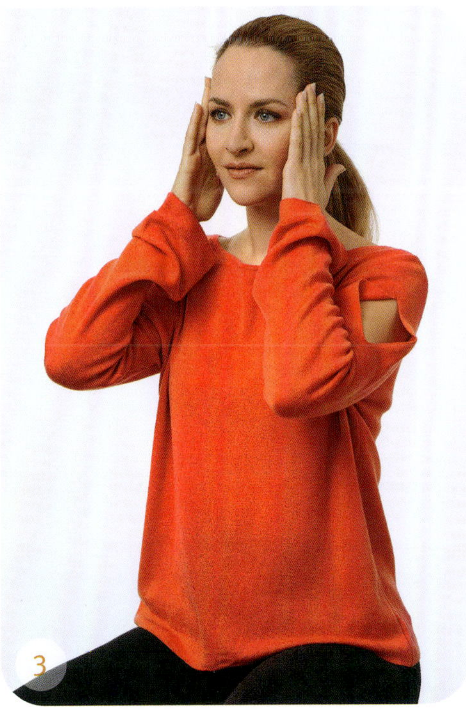

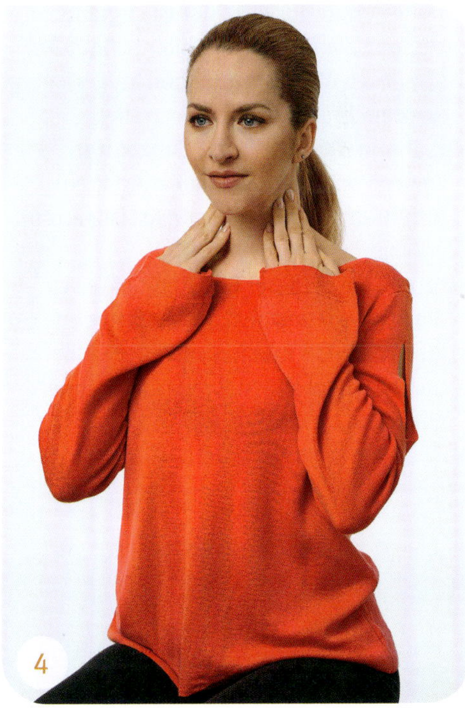

Aufrechte Haltung mit korrekter Zungenposition

Ziel: Für die folgenden Übungen ist es wichtig, dass Sie eine Haltung erlernen, die die Muskulatur entlastet, die Wirbelsäule aufrichtet, die Atmung verbessert und den Kieferbereich in eine entspannte Position bringt. Diese Haltung soll als Ausgangsbasis für alle Übungen gelten und lässt sich jederzeit wunderbar in den Alltag integrieren.

Ausführung:

- Setzen Sie sich auf einen Stuhl oder den Boden. Beide Füße stehen parallel und mit der gesamten Sohle auf dem Boden.
- Lassen Sie dann Ihre Knie locker nach außen fallen und richten Sie Ihre Wirbelsäule auf. Das Kinn neigen Sie leicht in Richtung Brust, sodass Ihre Halswirbelsäule gerade ausgerichtet ist. Stellen Sie sich vor, Sie würden an einer Schnur am Kopf nach oben gezogen und aufgerichtet werden. 1
- In Ihrem Mund liegt die Zungenspitze oben am Gaumen, die Zahnreihen berühren sich nicht, Ihr Kiefer ist ganz entspannt.
- Atmen Sie in dieser Position tief durch die Nase ein und aus. Lassen Sie beim Einatmen den Bauch nach vorn wölben und beim Ausatmen wieder nach innen einsinken.

Wiederholungen: Führen Sie diese Übung für drei Atemzüge aus.

Variante: Sie können die gesamte Übung auch im Stand ausführen.

Tipps: Achten Sie darauf, die Zunge locker an den Gaumen zu legen 2 und nicht dagegenzupressen. Die Atmung sollte tiefer als normal erfolgen, Schultern und Oberkörper verbleiben entspannt in lockerer Position.

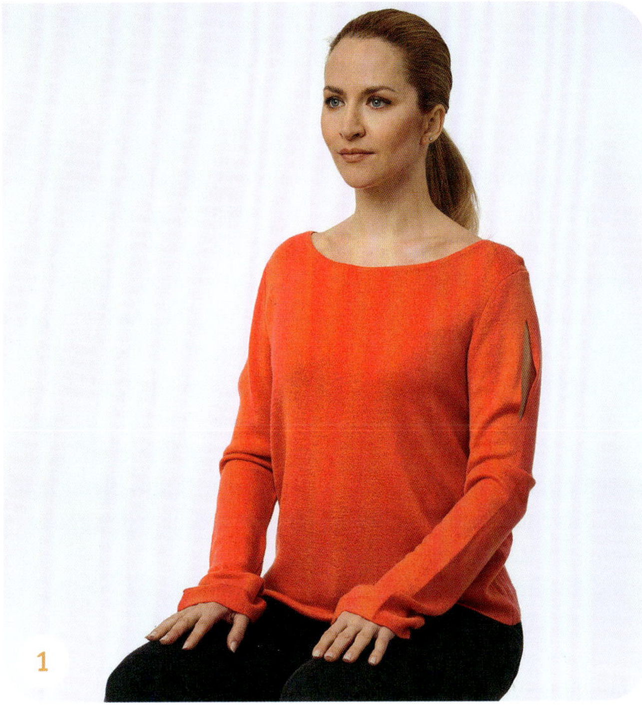
1

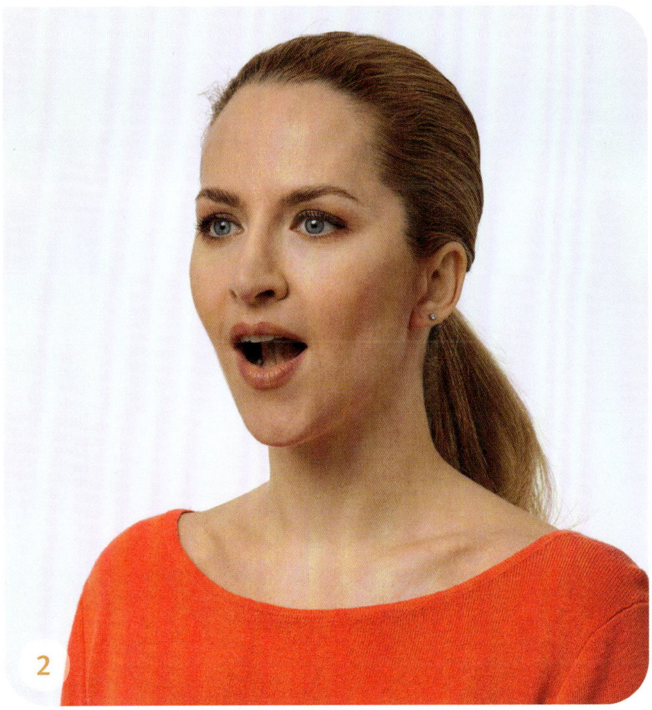
2

Wackeltechnik

Ziel: Diese Übung hat das Ziel, die gesamte Kaumuskulatur zu entspannen. Durch intensives Pressen hat unser Kiefer verlernt, sich zu entspannen und lockerzulassen. Durch diese Übung können Sie die alten Bewegungsmuster durchbrechen und den Kiefer lehren, sich vollkommen fallenzulassen und dabei der Bewegung der Hand zu folgen.

Ausführung:

- Nehmen Sie die eben erlernte Ausgangsstellung im Sitz oder im Stand ein.
- Umschlingen Sie nun mit Zeigefinger und Daumen einer Hand Ihr Kinn. Öffnen Sie minimal den Mund und versuchen Sie, den Kiefer entspannt zu halten.
- Nun gibt Ihre Hand die Bewegungen nach rechts und links vor, der Kiefer folgt ihnen und lässt sich nach links und rechts schieben. ➊ und ➋

Wiederholungen: Führen Sie diese Übung für etwa eine Minute aus.

Variante: Falls Ihnen die Übung zu Beginn schwerfällt oder es Ihnen nicht möglich ist, die Bewegung entspannt auszuführen, weil der Kiefer zu angespannt ist, führen Sie Ihren Kiefer aktiv in die Richtung, die die Hand vorgibt. Nach einigen Wiederholungen wenden Sie immer weniger Kraft aus dem Kiefergelenk an und lassen die Bewegung stattdessen immer passiver durch die Hand geschehen. Verlieren Sie nicht dir Geduld, lassen Sie Ihrem Kiefer Zeit, sich entspannt an die geführte Bewegung zu gewöhnen.

Tipp: Haben Sie Geduld ☺.

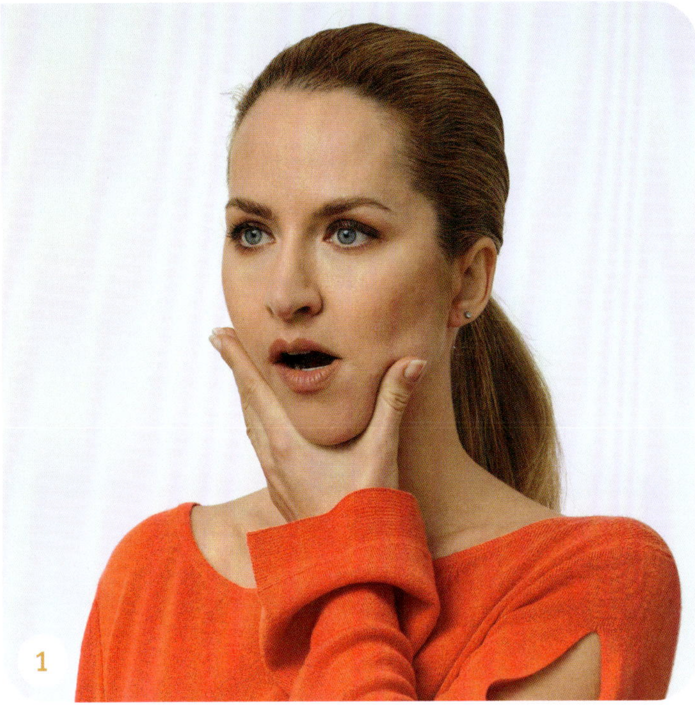
1

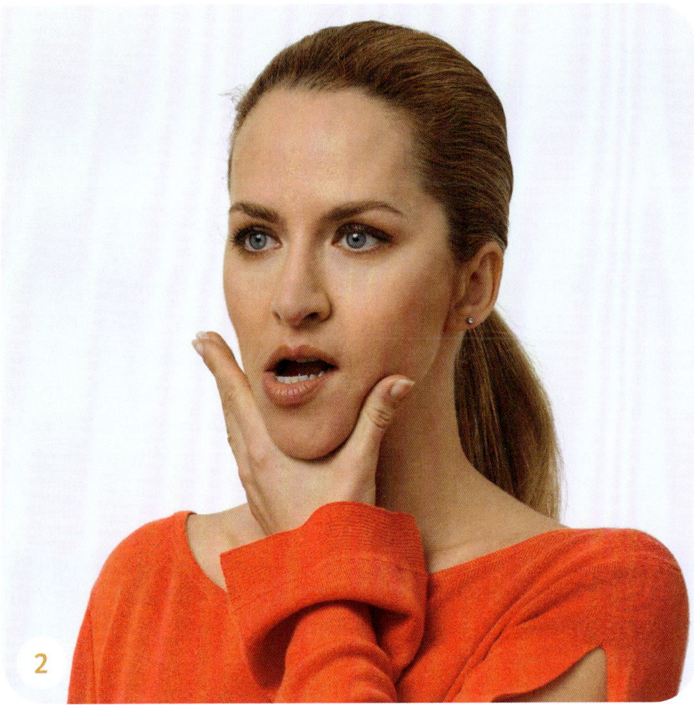
2

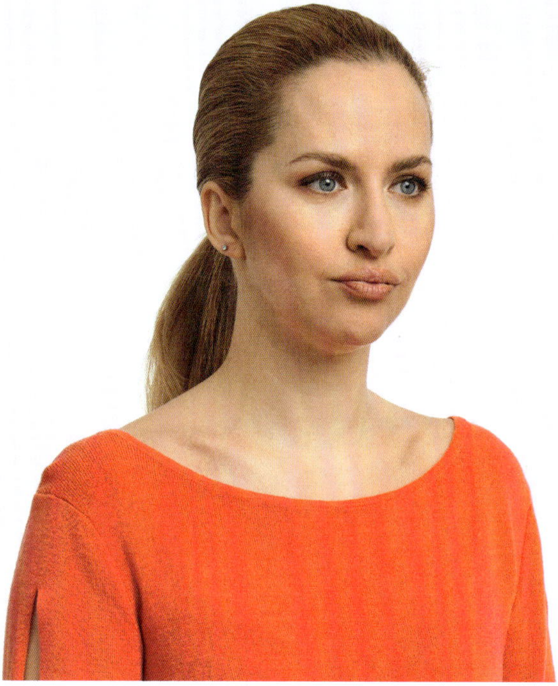

Lippen flattern

Ziel: Durch das gezielte Loslassen von Lippen- und Mundmuskulatur wird die Kaumuskulatur von ganz allein gelöst. Alte, eingefahrene Muster werden durchbrochen und die Durchblutung in diesem Bereich verbessert sich.

Ausführung:

- Nehmen Sie die erlernte aufrechte Haltung im Sitz oder im Stand ein.
- Öffnen Sie leicht den Mund und lassen Sie die Lippen entspannt flattern oder blubbern. Versuchen Sie, die Lippen und die Mundpartie zum Flattern zu bringen.

Wiederholungen: Führen Sie die Übung dreimal für jeweils ca. 15 Sekunden aus.

Variante: Diese Übung lässt sich mit der Atemtechnik des verlängerten Ausatmens verbinden. Atmen Sie dafür einmal tief durch die Nase ein, atmen Sie dann wieder aus und lassen Sie dabei die Lippen flattern. Atmen Sie so lange wie möglich aus.

Tipps: Diese Übung lässt sich bei verspannter Muskulatur nach einer unruhigen Nacht oder nach dem Termin beim Zahnarzt wunderbar in den Alltag gut einbauen.

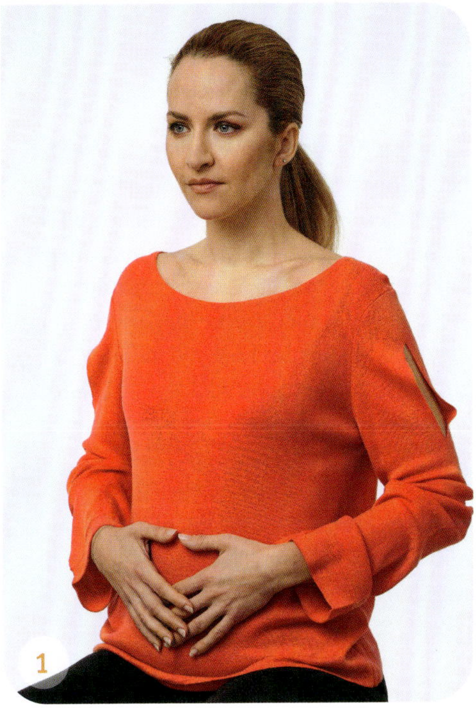

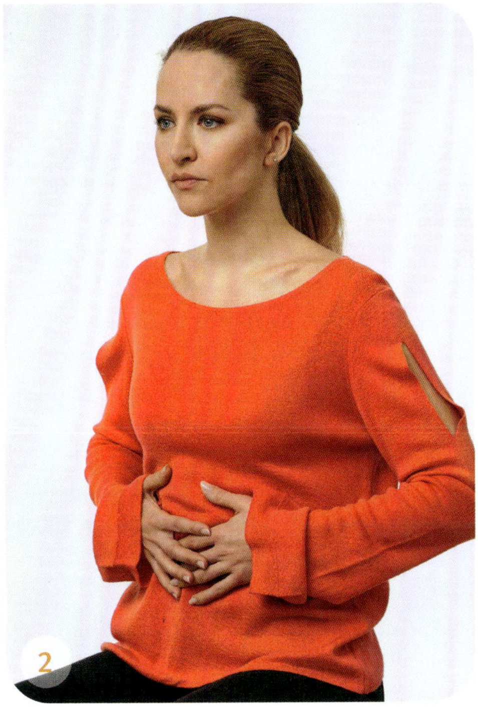

Atemtechnik (4–7–8)

Ziel: Atemtechniken haben vielfältige positive Effekte auf die Gesundheit, sie können beispielsweise Schmerzen reduzieren und für mehr Regeneration in den Muskelzellen sorgen. Wer unter chronischen Schmerzen leidet, sollte täglich Atemübungen durchführen.

Ausführung:

- Nehmen Sie die erlernte Ausgangsstellung im Sitz oder im Stand ein.
- Atmen Sie für vier Sekunden durch die Nase ein, halten Sie die Atmung für sieben Sekunden und atmen Sie dann für acht Sekunden über die Nase aus.
- Bei der Einatmung wölbt sich der Bauch etwas nach außen 1, bei der Ausatmung zieht er sich nach innen. 2

Wiederholungen: Führen Sie diese Übung für etwa acht Minuten aus.

Variante: Zur verbesserten Wahrnehmung der Atmung können Sie die Hände auf Ihren Bauch legen. Damit sorgen Sie für einen taktilen Reiz und die Atmung läuft verstärkt in den Bauch hinein.

Tipp: Achten Sie darauf, bei der Atmung die Schultern und Rippen nicht hochzuziehen. Versuchen Sie, die Atmung möglichst ungehindert und entspannt fließen zu lassen.

Wärme- und Kälteanwendung

Ziel: Bei Beschwerden in der Muskulatur des Kieferbereichs, kann eine Wärme- oder Kältetherapie Wunder wirken. Diese Techniken verstärken die Durchblutung und regen den Stoffwechsel an. So können Abfallprodukte abtransportiert werden, Zellen neue Nährstoffe erhalten und die Regeneration angekurbelt werden.

Ausführung:

- Wickeln Sie ein Wärme- oder Kühlpad in ein Geschirr- oder Handtuch. Legen Sie es dann auf die gewünschte Stelle im Kieferbereich ① oder im Gesicht ②.
- Wärmeanwendungen können Sie bis zu 20 Minuten durchführen, Kälteanwendungen maximal sieben Minuten.
- Im Anschluss an die Behandlung ist eine Kiefergymnastik in Form von Entspannung, Mobilisation oder Stabilisation sehr wirksam.

Variante: Als Alternative zu einem Wärmepad können Sie auch eine »heiße Rolle« anwenden. Hierfür rollen Sie mehrere Handtücher als Trichter ineinander und füllen heißes Wasser in die Mitte. ③ Mit dieser Technik bleibt die Wärme länger erhalten. Als Alternative zum Kühlpad können Sie auch einen Eislolly verwenden. ④ Diesen können Sie in ständiger Bewegung über das Gesicht rollen.

Tipps: Nutzen Sie diese Übung als Vorbereitung auf die Mobilisationsübungen oder wenden Sie sie im akuten Schmerzfall an.

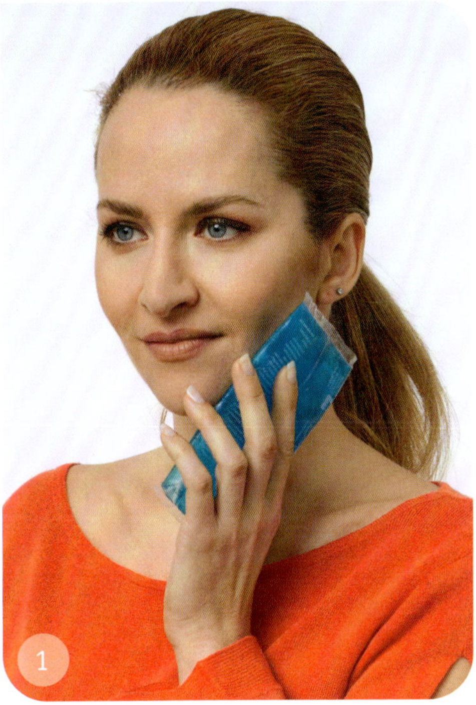
1

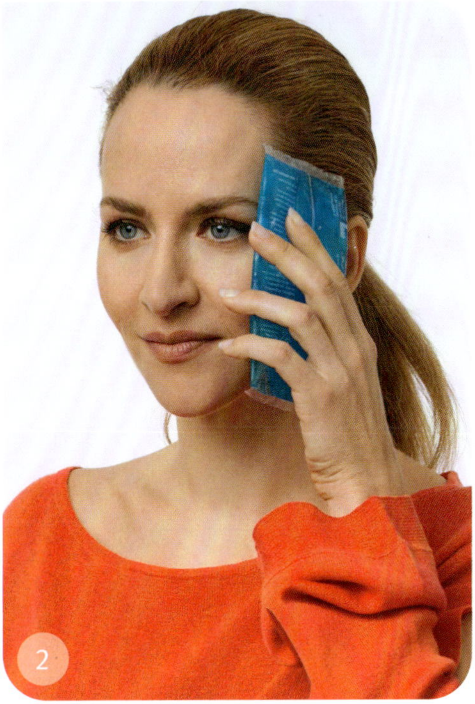
2

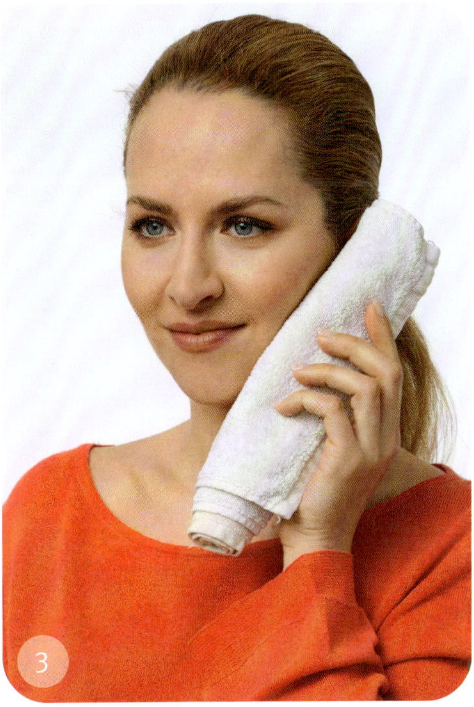
3

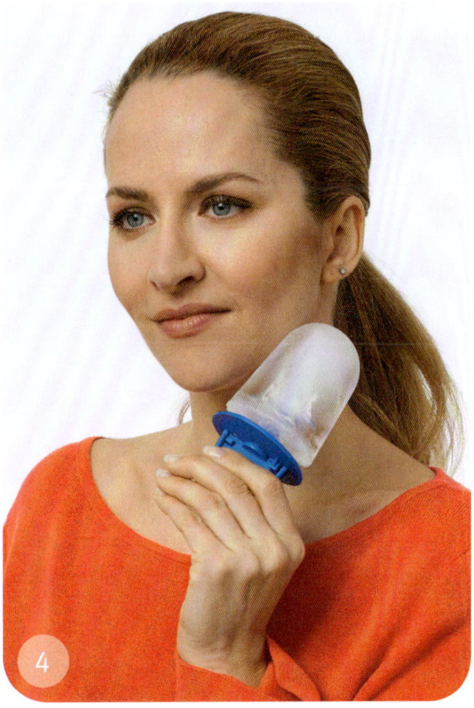
4

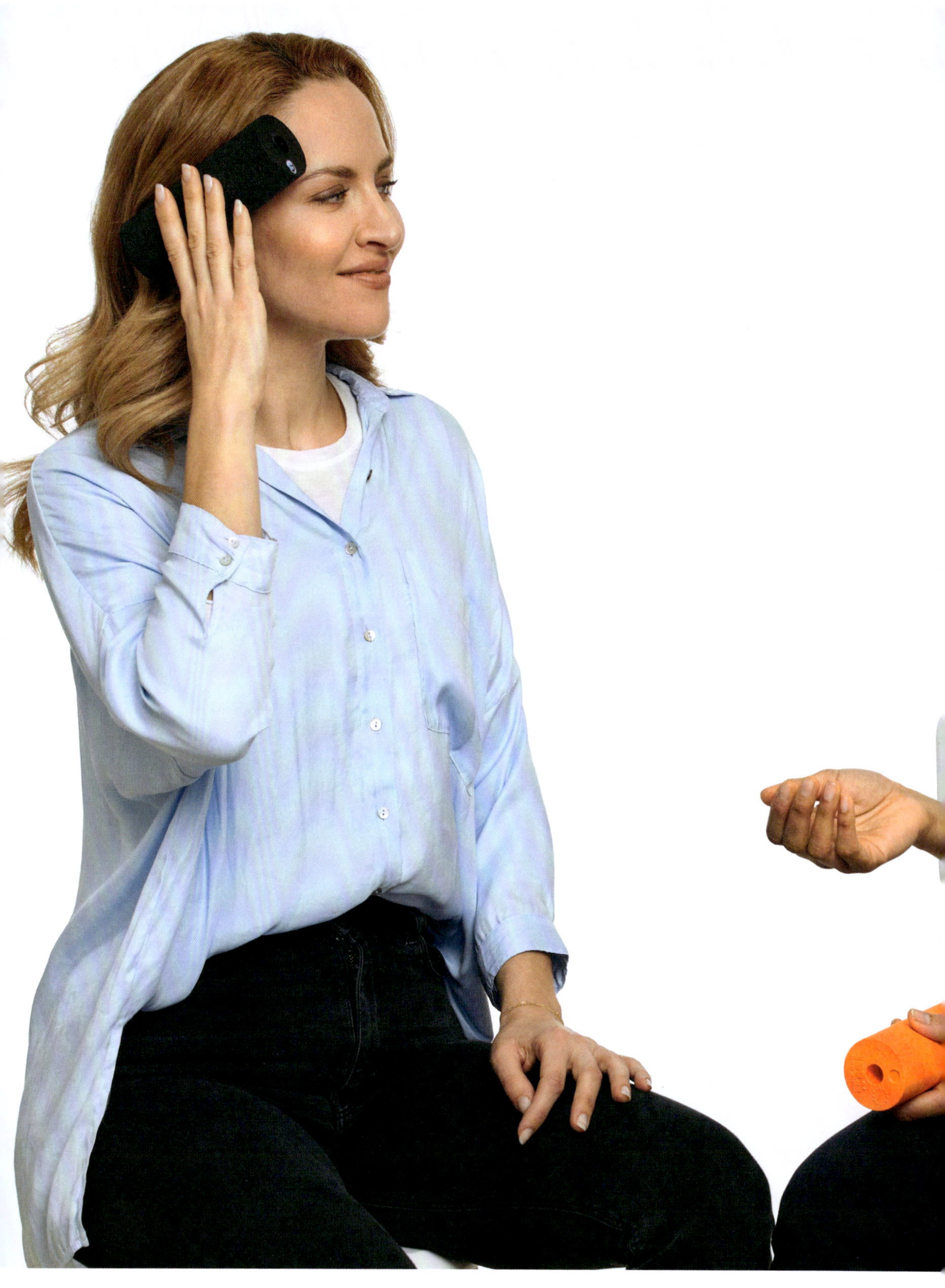

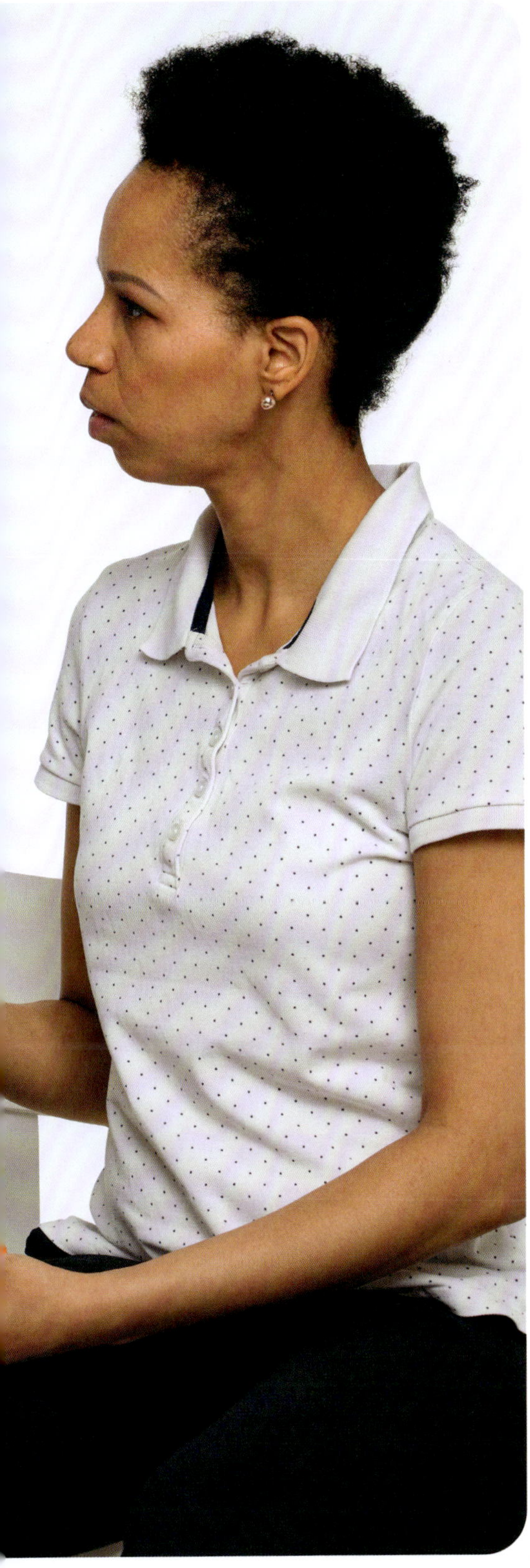

Massagen für den Kiefer

Die Kaumuskulatur ist eine der stärksten im gesamten Körper. Durch dauerhaften Druck, Überlastung oder Fehlhaltung kann es zu intensiven Verspannungen kommen. Diese sind in der Kaumuskulatur durch Verhärtungen oder Triggerpunkte spürbar.

Ist ein Muskel immerzu mit Verhärtungen und Triggerpunkten belastet, verliert er an Kraft und Stabilität, seine Funktion ist eingeschränkt. Außerdem kommt es zu Schmerzen bei Bewegungen (z. B. während der Mundöffnung) und bei Dehnungen. Zudem können aktive Triggerpunkte in verschiedene Areale des Gesichts ausstrahlen.

Zur Linderung dienen Massagetechniken, die jederzeit ohne großen Aufwand durchgeführt werden können. Durch den sanften Druck wird der Stoffwechsel aktiviert und die Zellversorgung der Muskulatur verbessert. Innerhalb der ersten zwei bis vier Tage nach einer solchen Massage kann es zu »Erstverschlimmerungen« kommen, aber seien Sie unbesorgt, das ist normal und ein Zeichen, dass die Muskulatur bearbeitet wurde.

Großer Kaumuskel von außen

Ziel: Durch die Massagetechnik am Kaumuskel (Musculus masseter) werden Triggerpunkte aufgespürt, der Stoffwechsel und die Durchblutung werden dazu angeregt, Abfallprodukte abzutransportieren. Somit kann der Kaumuskel wieder ungehindert seiner Funktion nachgehen und auch eine Dehnung in die entspannte Mundöffnung zulassen. Die Massagetechnik von außen ist besonders im Alltag gut anwendbar.

Ausführung:

- Nehmen Sie die aufrechte Haltung im Sitz oder im Stand ein.
- Platzieren Sie eine Hand mit gebeugten Fingern auf den Kaumuskel der gleichen Körperseite.
- Beginnen Sie auf Höhe des Jochbeins. Die Finger geben einen tiefen und intensiven Druck aufs Gewebe, bleiben gebeugt und mit diesem sanften Druck massieren Sie den Muskel bis zum Kieferwinkel.
- Führen Sie die Übung dann mit der anderen Hand am anderen Kaumuskel aus.

Wiederholungen: Diese Übungen führen Sie je nach Bedarf mehrmals am Tag für etwa zwei Minuten aus.

Variante: Sollten Sie während der Massage intensive Schmerzpunkte oder Triggerpunkte ertasten, verbleiben Sie an dieser Stelle nur mit Druck (kein Kreisen und keine Bewegungen) und warten Sie, bis der Schmerz nachlässt.

Tipp: Führen Sie die Massagetechnik so lange durch, bis eine leichte Linderung eintritt. Die folgenden zwei bis drei Tage kann es zu einer leichten Zunahme der Schmerzen kommen.

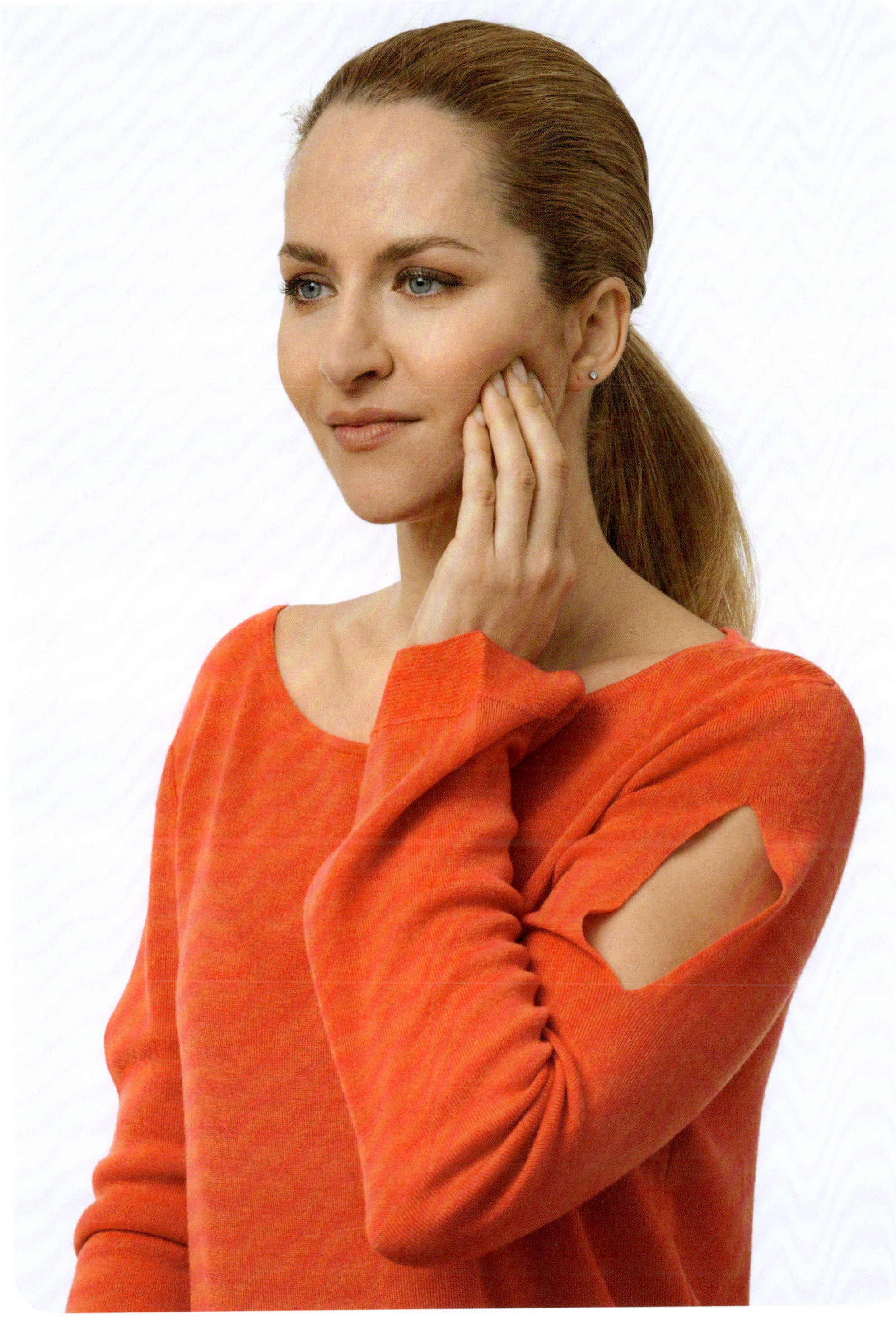

Großer Kaumuskel von innen

Ziel: Die Massage von innen ist besonders wirksam, da der Muskel hier in die Zange genommen wird und so separat massiert werden kann. Durch die Massagetechnik werden Schmerzpunkte und Verklebungen aufgespürt und durch den Effekt der vermehrten Durchblutung wieder aufgelöst.

Ausführung:

- Nehmen Sie die Ausgangsstellung im Sitz oder Stand ein.
- Legen Sie den Daumen der gegenüberliegenden Hand (linker Kaumuskel – rechter Daumen) in die Wange und die Finger von außen an den Muskel.
- Schieben Sie nun mit dem Daumen die Wange etwas nach außen, drücken Sie den Muskel zwischen den Fingern und dem Daumen zusammen.
- Massieren Sie mit Druck und in kleinen Kreisen. Starten Sie dabei auf Höhe des Jochbeins und bewegen Sie die Finger nach unten zum Kieferwinkel.
- Führen Sie die Übung dann mit der anderen Hand am anderen Kaumuskel aus.

Wiederholungen: Diese Übungen führen Sie je nach Bedarf mehrmals am Tag für etwa zwei Minuten aus.

Variante: Sollten während der Massage intensive Schmerzpunkte getastet werden, verbleiben Sie an dieser Stelle nur mit Druck (kein Kreisen und keine Bewegungen) und warten Sie, bis der Schmerz etwas nachlässt.

Tipp: Führen Sie die kreisförmigen Bewegungen aus dem Arm heraus aus. So ist die Technik leichter. Wenn Sie mit der Hand kreisen, verlieren Sie schnell an Kraft und Durchhaltevermögen.

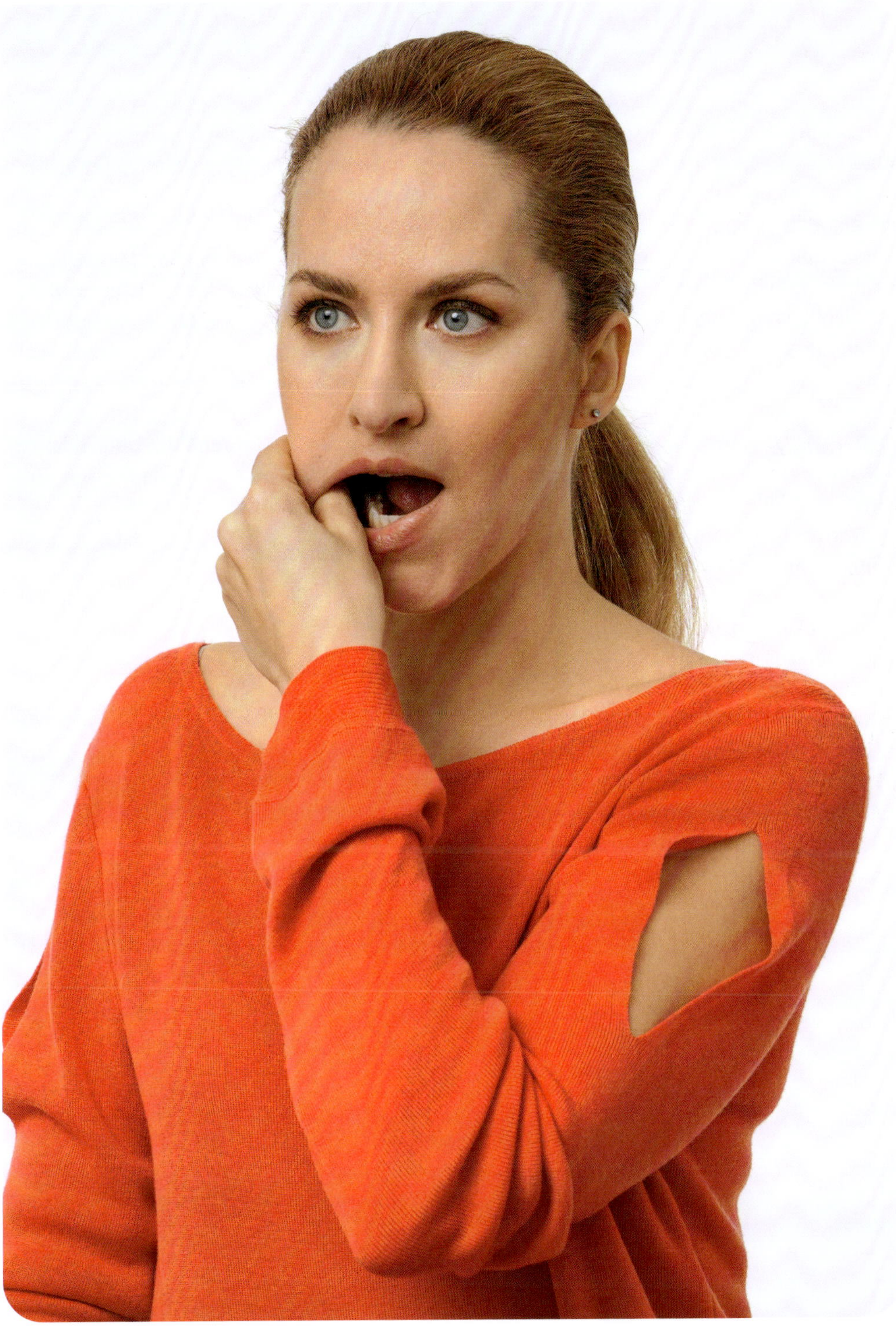

Schläfenmuskel

Ziel: Der Schläfenmuskel (Musculus temporalis) neigt zu Verspannungen, die durch Pressen, Kaugummikauen und Fehlhaltungen hervorgerufen werden. Oftmals werden diese Schmerzen als Schläfenkopfschmerz wahrgenommen. Durch die Massagetechnik und Dehntechnik (siehe V-Technik, (S. 94) werden sie gelöst und Entspannung kann eintreten.

Ausführung:

- Nehmen Sie die aufrechte Haltung im Sitz oder Stand ein.
- Legen Sie beide Hände mit gebeugten Fingern an die jeweilige Schläfe, etwa zwei Zentimeter vom Ohr entfernt. Lösen Sie einen tiefen und intensiven Druck an den Schläfen aus und führen Sie kreisförmig die Massage aus. 1
- Bewegen Sie Ihre Finger als Nächstes in Höhe der Ohrspitze und anschließend in Richtung Hinterkopf nach hinten. 2
- Achten Sie auf kreisförmige Bewegungen und darauf, nicht zu nah am Ohr zu massieren.

Wiederholungen: Diese Übungen führen Sie je nach Bedarf mehrmals am Tag für etwa zwei Minuten aus.

Variante: Sollten während der Massage intensive Schmerzpunkte getastet werden, verbleiben Sie an dieser Stelle nur mit Druck (kein Kreisen und keine Bewegungen). Warten Sie ab, bis der Schmerz etwas nachlässt.

Tipp: Achten Sie während der Übung darauf, die Zähne nicht aufeinanderzupressen, sondern leichten Abstand zu halten.

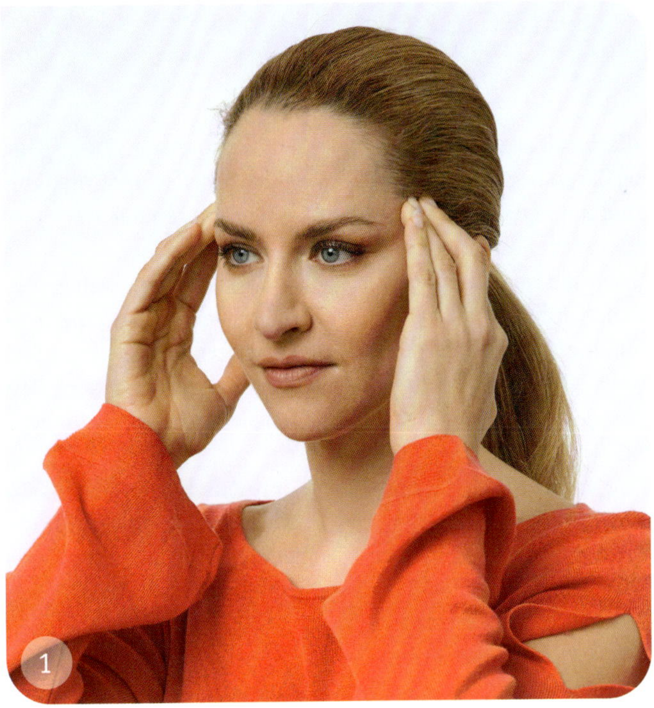
1

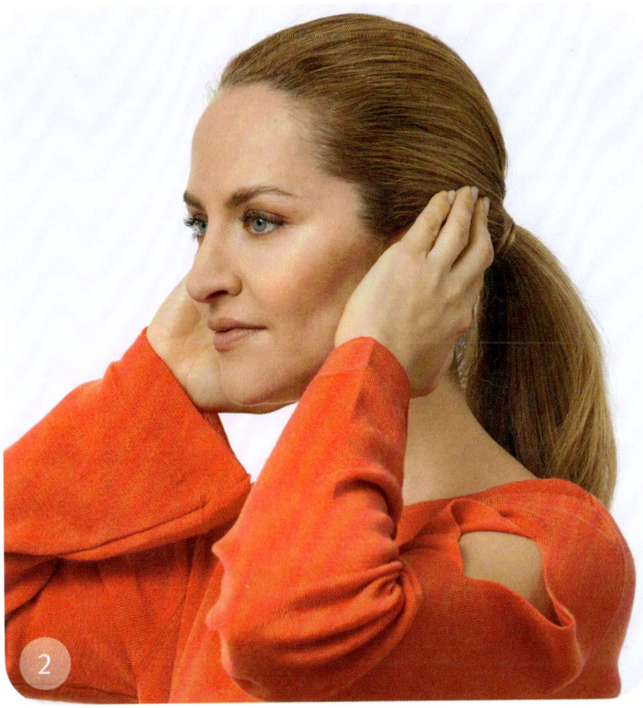
2

Innerer Flügelmuskel

Ziel: Häufig wird dieser Muskel schlichtweg vergessen. Das mag daran liegen, dass er etwas kleiner ist und die Massagetechnik etwas komplizierter erscheint. Verspannungen am inneren Flügelmuskel (Musculus pterygoideus medialis) können durch die Ausstrahlung der Schmerzpunkte zu intensiven Ohren- und Kieferschmerzen führen. Mithilfe der Massage werden diese aufgespürt und beseitigt.

Ausführung:

- Nehmen Sie die Ausgangsstellung im Sitz oder Stand ein.
- Legen Sie den Daumen mit der weichen Fingerbeere unten seitlich an den Unterkiefer. ①
- Beginnen Sie am Kieferwinkel. Üben Sie in der Grube einen tiefen und intensiven Druck gegen den Muskel aus und massieren Sie in Kreisen.
- Bewegen Sie den Daumen dabei in Richtung Kinnspitze. ②
- Führen Sie die Übung dann mit dem anderen Daumen am anderen Kaumuskel aus.

Wiederholungen: Diese Übungen führen Sie je nach Bedarf mehrmals am Tag für etwa zwei Minuten aus.

Variante: Sollten während der Massage intensive Schmerzpunkte getastet werden, verbleiben Sie an dieser Stelle nur mit Druck (kein Kreisen und keine Bewegungen). Warten Sie ab, bis der Schmerz etwas nachlässt.

Tipp: Ausstrahlungen ins Ohr, in den Kiefer oder zum Zungenbein sind bei dieser Massagetechnik nicht selten und als unbedenklich einzustufen.

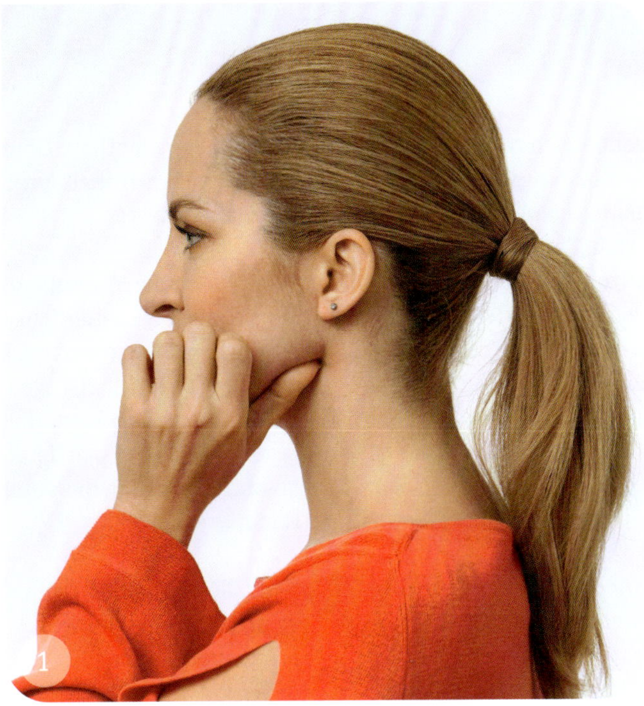
1

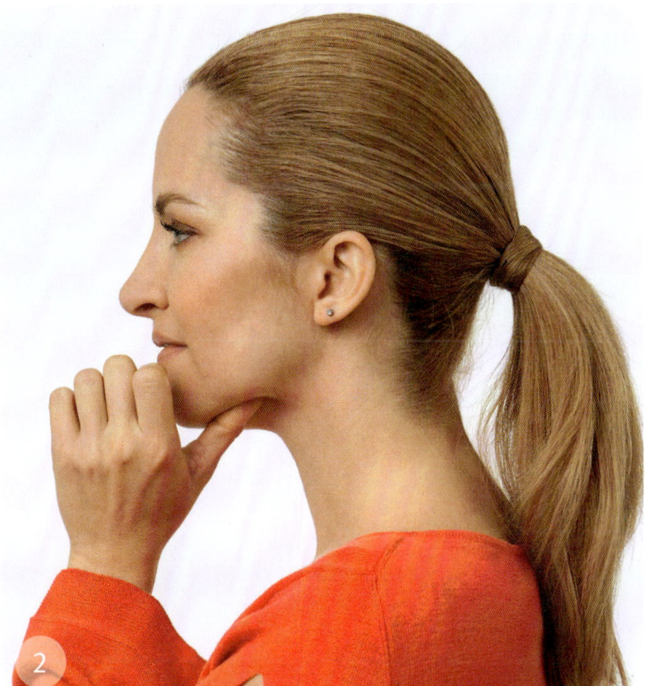
2

Mundboden

Ziel: Im Mundbodenbereich treffen einige Schluck- und Zungenbeinmuskeln zusammen. Diese Muskulatur kann Beschwerden im Schluckbereich wie Engegefühl, Würgereiz oder Schmerzen auslösen. Durch die Massage und die Dehnung (siehe Dehntechniken) werden die verspannten Muskelfasern gelöst und somit die Funktion verbessert. Achten Sie darauf, mit Feingefühl zu massieren, die Fläche der Muskulatur ist recht klein.

Ausführung:

- Nehmen Sie die Ausgangsstellung im Sitz oder Stand ein. Der Kopf wird etwas in den Nacken gelegt.
- Legen Sie beide Daumen rechts und links in Höhe der Kinnspitze an den Mundboden. 1
- Lösen Sie einen tiefen Druck aus und massieren Sie mit beiden Daumen kreisförmig am Unterkiefer entlang nach hinten in Richtung Ohr.

Wiederholungen: Diese Übung führen Sie je nach Bedarf mehrmals am Tag für etwa zwei Minuten aus.

Variante: Da die Muskulatur des Mundbodens dazu neigt, unter Druck etwas auszuweichen, ist es manchmal sinnvoll, von innen gegenzuhalten. Legen Sie dafür den Zeigefinger der anderen Hand von innen gegen. Von außen massieren Sie wie oben beschrieben mit dem Daumen der anderen Hand. 2

Tipp: Die Variante ist dann zu empfehlen, wenn Sie Verspannungen, Verhärtungen und Schmerzen verspüren.

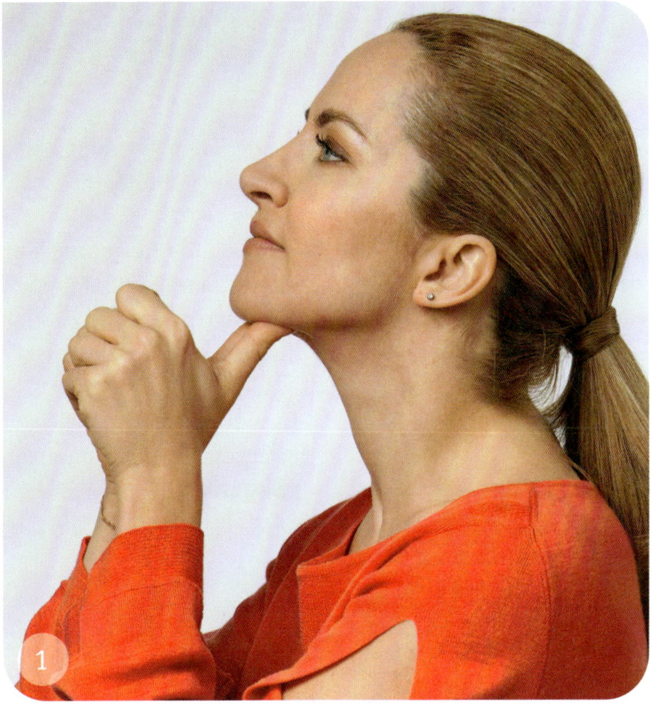
1

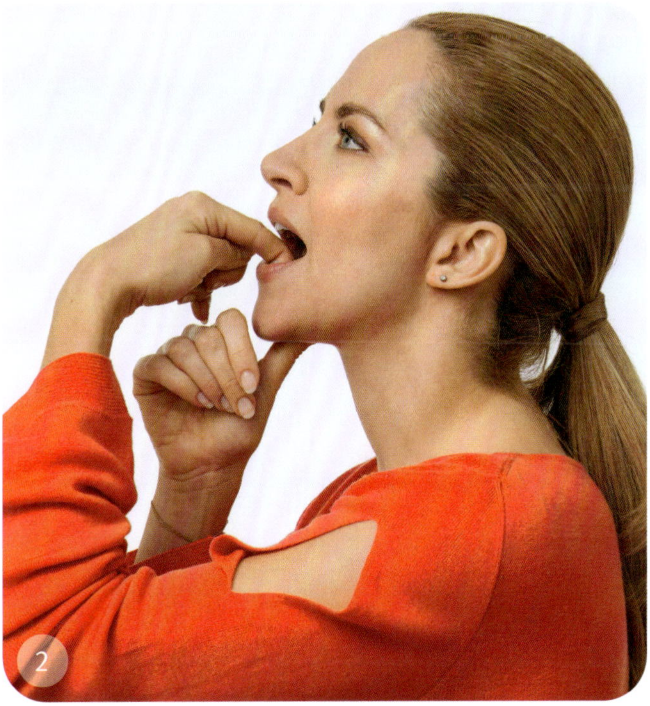
2

Blackroll oder Igelball

Ziel: Die Faszien im Kieferbereich können Verklebungen in sich tragen und den Muskel dadurch bei allen Bewegungen behindern. Daher ist ratsam, die Faszien mittels Blackroll oder Igelball zu bearbeiten und die Verklebungen zu lösen. Durch den Druck wird Flüssigkeit aus der Umgebung (von Lymphe und Blutbahn) in die Faszien geleitet und diese können sich regenerieren und die Muskulatur freigeben.

Ausführung:

- Nehmen Sie die Ausgangsstellung im Sitz oder Stand ein. Halten Sie die Blackroll mit beiden Händen fest und platzieren Sie sie über dem Ohr. (1)
- Nun drücken Sie mit der Blackroll gegen den Kopf und rollen dabei in kleinen Abschnitten nach oben und unten.
- Als Nächstes setzen Sie die Blackroll in Höhe des Kiefergelenks an und führen das Rollen fort.
- Als Letztes legen Sie die Rolle in Höhe des Unterkiefers an und bewegen sie mit Druck auf dieser Stelle. (2)
- Behandeln Sie dann die andere Seite.

Wiederholungen: Rollen Sie je Kopfseite für etwa eine Minute.

Variante: Als Steigerung können Sie den Mund während der Massage langsam und maximal öffnen. Die zusätzliche Dehnung löst verklebte Faszien noch besser.

Tipp: Fokussieren Sie sich auf die Bereiche, in denen Sie Verspannungen und Schmerzen verspüren.

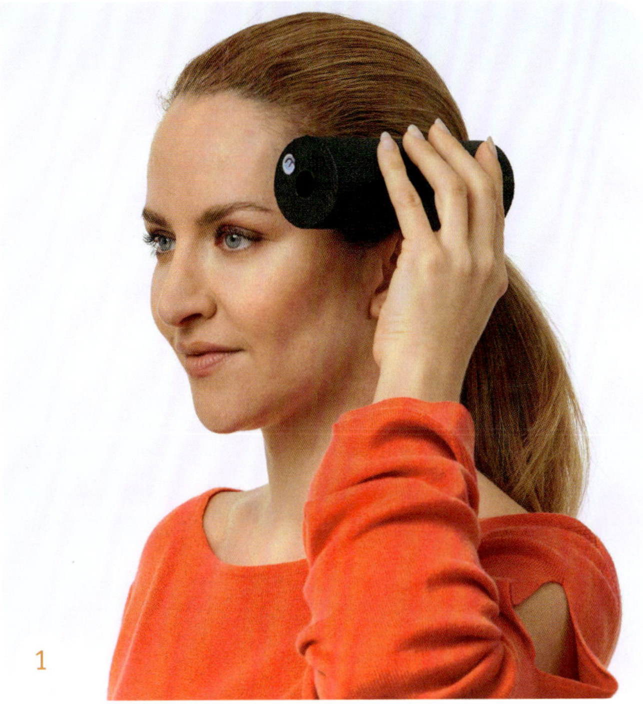

1

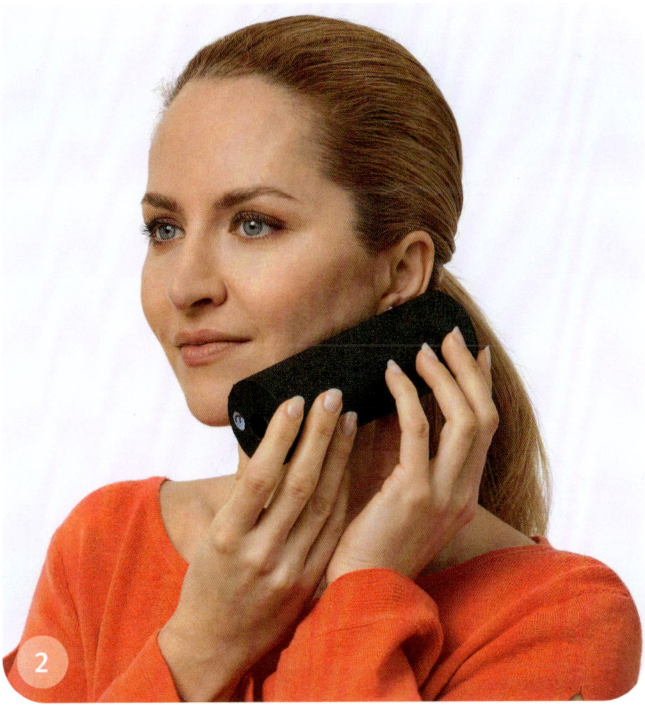

2

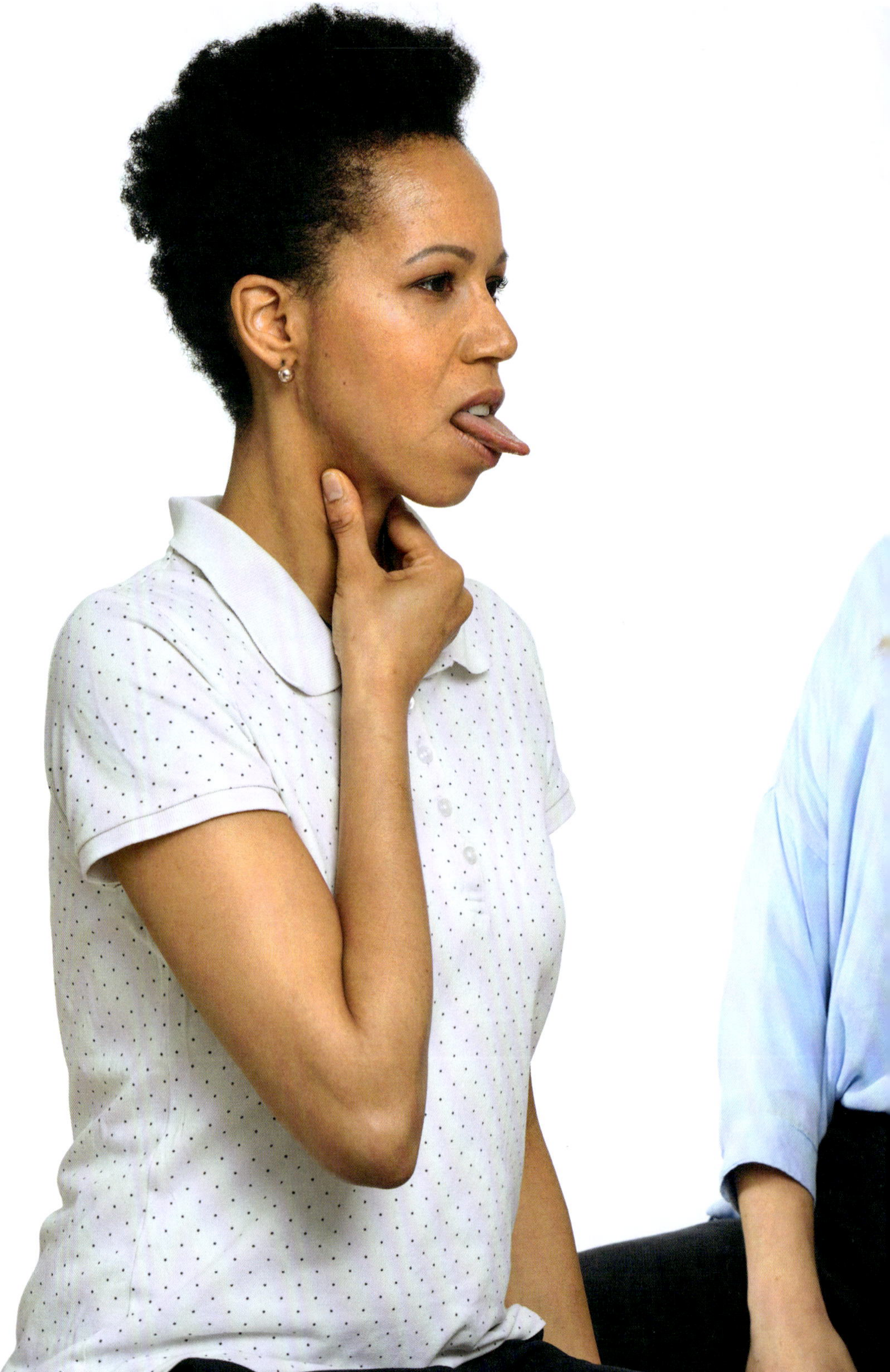

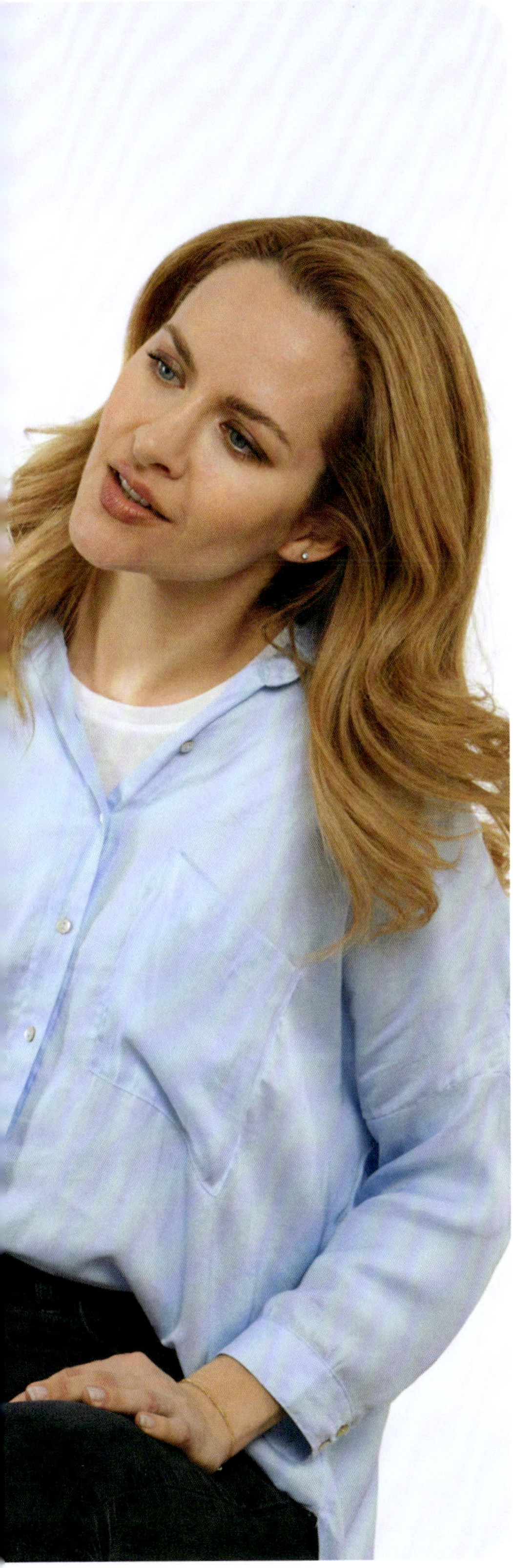

Dehnungen für den Kiefer

Eine verspannte Muskulatur ist meistens nicht gut dehnbar. Das mag an der Einschränkung im Bewegungsmaß der einzelnen Gelenke liegen, denn viel zu selten mobilisieren wir gezielt das Kiefergelenk. Die Folge ist eine minderwertige Stoffwechselsituation in der Muskulatur, wodurch die Schlackenstoffe nicht abtransportiert werden und somit Verspannungen bewirken.

Durch Verklebungen kommt es zu einem intensiven Schmerzerlebnis, sobald der Muskel in Dehnung geführt wird, denn die Fasern müssen sich dann voneinander lösen. Für einen entspannten Kieferbereich ist es notwendig, Dehnungen in den Alltag zu integrieren. Es gilt jedoch auch einige Vorsichtsmaßnahmen zu beachten: Beginnen Sie sanft mit den Dehntechniken und hören Sie auf Ihren Körper. Ein leichtes Ziehen oder sanftes Dehngefühl ist erwünscht, intensive Schmerzen aber nicht.

Nutzen Sie pro Übungsdurchlauf nur eine Dehntechnik und falls Kieferknacken oder Nervenschmerzen vorliegen sollten, überspringen Sie die Dehntechniken bitte komplett.

V-Technik

Ziel: Mit dieser Technik werden die beiden großen Kaumuskeln (Musculus temporalis und Musculus masseter) in Dehnung gebracht. Verklebte und verhärtete Muskelfasern lösen sich voneinander und der Mund kann entspannt und locker weiter in die Öffnung geführt werden. Durch einen verbesserten Stoffwechsel lässt die Anspannung der Muskelfasern spürbar nach.

Ausführung:

- Nehmen Sie die erlernte Ausgangsstellung im Sitz oder Stand ein. Platzieren Sie eine Hand oben auf Ihrem Kopf, um ihn zu stabilisieren und mittig zu halten.
- Bringen Sie nun Ihren Zeige- und Mittelfinger in eine V-Position und legen Sie sie auf Ihre untere Zahnreihe. (1)
- Öffnen Sie dann den Mund vollständig und führen Sie mit Ihren Fingern am Ende der Mundöffnung einen nach unten gerichteten Druck für ein Stretching aus. Dadurch erweitern Sie die Mundöffnung in kleinen Schritten. (2)
- Achten Sie darauf, dieses Stretching sanft und vorsichtig auszuführen. Die Bewegungen gehen nur wenige Millimeter in die Dehnung.

Wiederholungen: Führen Sie die Übung für etwa 20 Sekunden aus.

Variante: Sie können sowohl die Weite der Mundöffnung als auch die Dauer der Ausführung (bis eine Minute) steigern.

Tipp: Falls Sie unter lautem Kieferknacken oder intensiven Gesichtsschmerzen leiden, lassen Sie diese Übung weg.

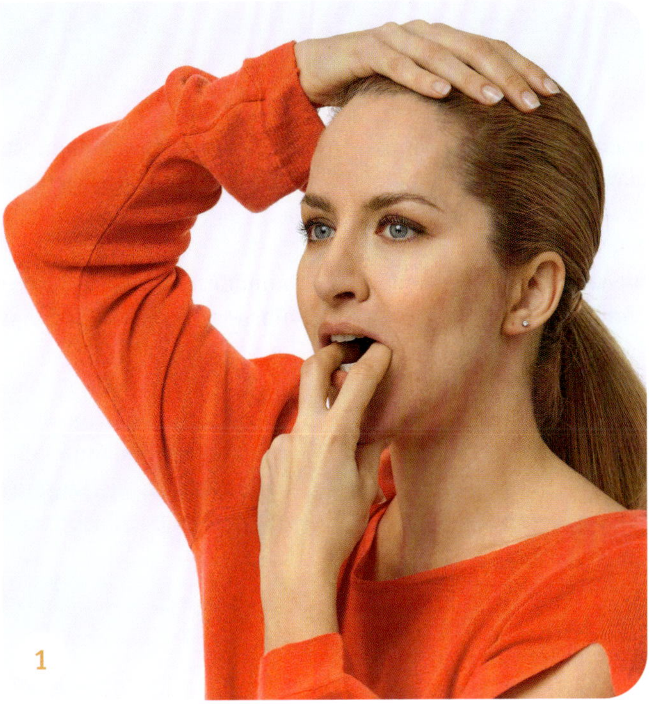

1

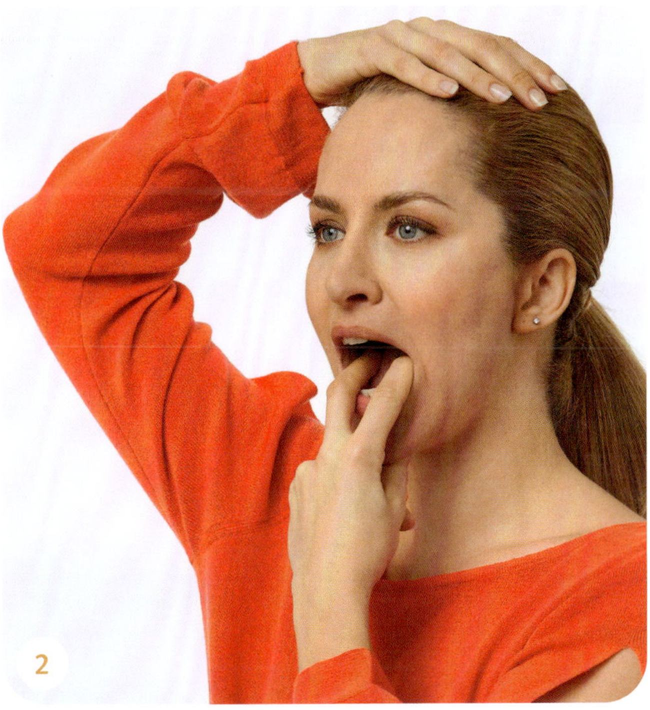

2

Schläfenmuskel

Ziel: Zur optimalen Entspannung des Schläfenmuskels lässt sich eine Massage wunderbar mit einer Dehntechnik kombinieren. Auf diese Art und Weise wird die Durchblutung erhöht, Abfallprodukte werden abgebaut und die Dehnung kann in größerem Ausmaß als normal stattfinden. Das Gehirn wird an die neue entlastende Situation des Muskels gewöhnt. Die Informationen, die durch den Dehnreiz an das Gehirn gesendet werden, können somit gespeichert werden und die Erweiterung des Bewegungsausmaßes bleibt länger bestehen.

Ausführung:

- Nehmen Sie die aufrechte Haltung im Sitz oder Stand ein. Achten Sie darauf, dass der Kopf während der Übung in Position bleibt.
- Legen Sie Ihre Hände mit gebeugten Fingern an die jeweilige Schläfe. Beginnen Sie etwa zwei Zentimeter vom Ohr entfernt. (1)
- Arbeiten Sie mit intensivem Druck und führen Sie kreisförmig die Massage aus. Gleichzeitig öffnen Sie langsam und weit den Mund. (2)
- Wenn Sie ihn vollständig geöffnet haben, schließen Sie ihn wieder und beginnen die Massage erneut, diesmal liegen Ihre Finger weiter hinten um das Ohr herum auf. (3)
- Arbeiten Sie sich so nach und nach vor und massieren Sie den gesamten oberen Kaumuskel.

Wiederholungen: Führen Sie die gesamte Massage dreimal für jeweils zehn Sekunden aus.

Variante: Dieselbe Technik des Dehnens und Massierens ist auch am Musculus masseter anwendbar.

Tipp: Koordinieren Sie die Durchführung von Massage und Mundöffnung im gleichen Tempo. Öffnen Sie langsam den Mund, dann können Sie den Muskel vollständig massieren.

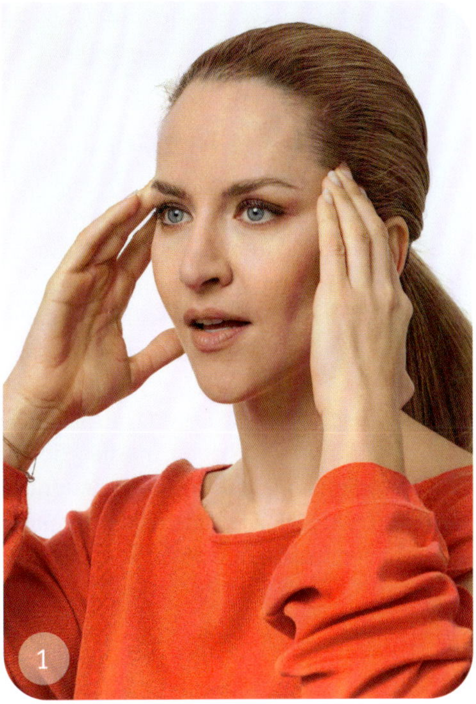
1

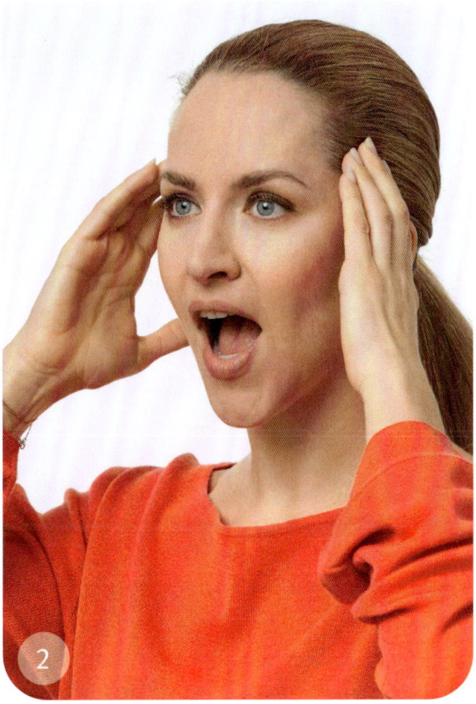
2

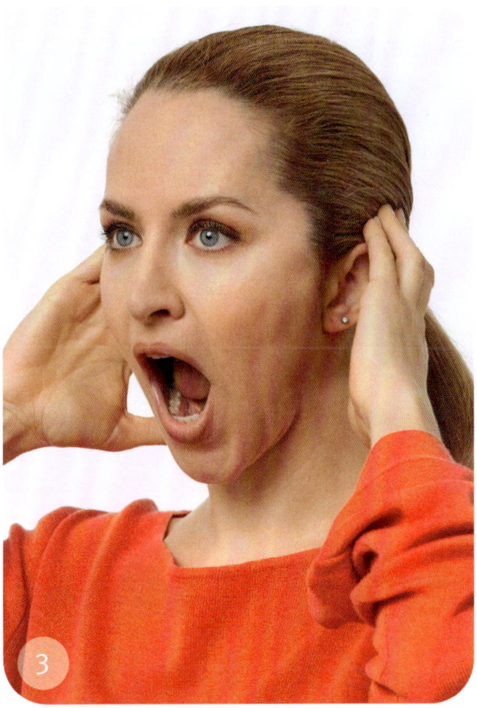
3

Mundboden

Ziel: Für die optimale Funktion und Entspannung von Zungenbein- und Schluckmuskulatur ist eine Dehnung unabdingbar. Diese Dehnung besitzt eine Art beidseitige Wirkung: Durch die Fixation am Zungenbein wird der Mundboden gelockert und durch die Bewegung des Mundbodens wird das Zungenbein mobilisiert. Eine klare Win-win-Situation.

Ausführung:

- Nehmen Sie die erlernte Ausgangsstellung im Sitz oder Stand ein.
- Nun umschließen Sie mit Zeigefinger und Daumen der einen Hand sanft das Zungenbein. Es befindet sich direkt unterhalb der Kinnspitze, Sie finden es am einfachsten, wenn Sie etwas sprechen – dabei bewegt es sich auf und ab.
- Wenn Sie das Zungenbein umschlossen haben, schieben Sie den Unterkiefer maximal nach vorn. ❶ Fixieren Sie dabei das Zungenbein gut, denn nur so kann eine Dehnung entstehen.

Wiederholungen: Führen Sie die Übung zehnmal aus.

Variante: Zur Steigerung können Sie, anstatt den Unterkiefer zu bewegen, die Zunge maximal herausstrecken. ❷ Achten Sie dabei darauf, sie gerade herauszustrecken.

Tipp: Falls Sie sich unsicher sind, ob Sie das Zungenbein gefunden haben, machen Sie sich keine Sorgen. Wenn sie die darunterliegenden Strukturen ebenfalls fixieren, kann die Dehnung trotzdem wirken.

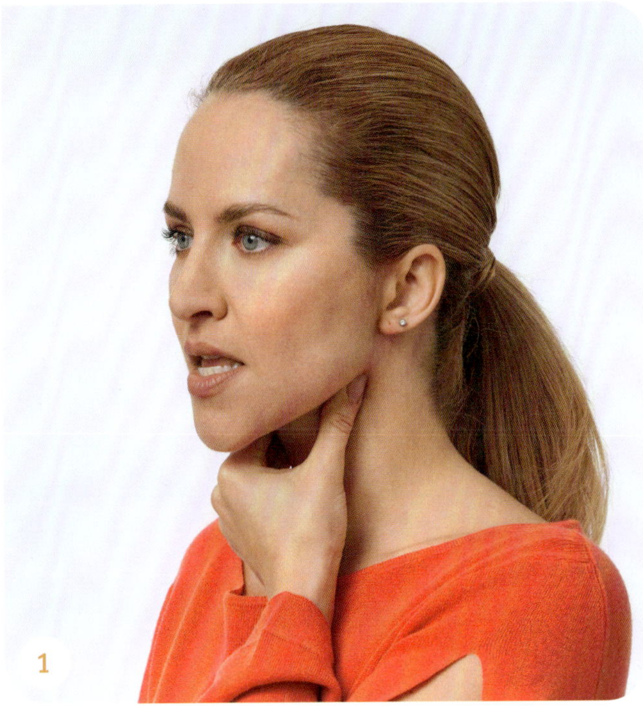

1

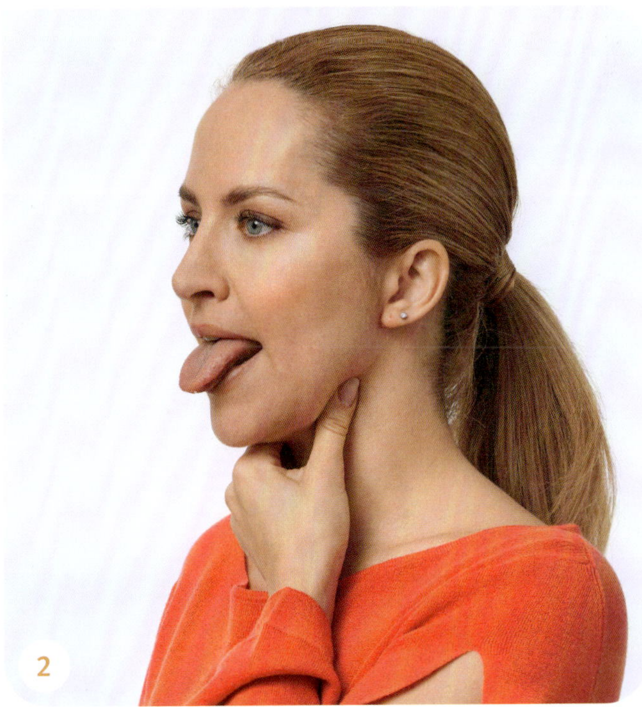

2

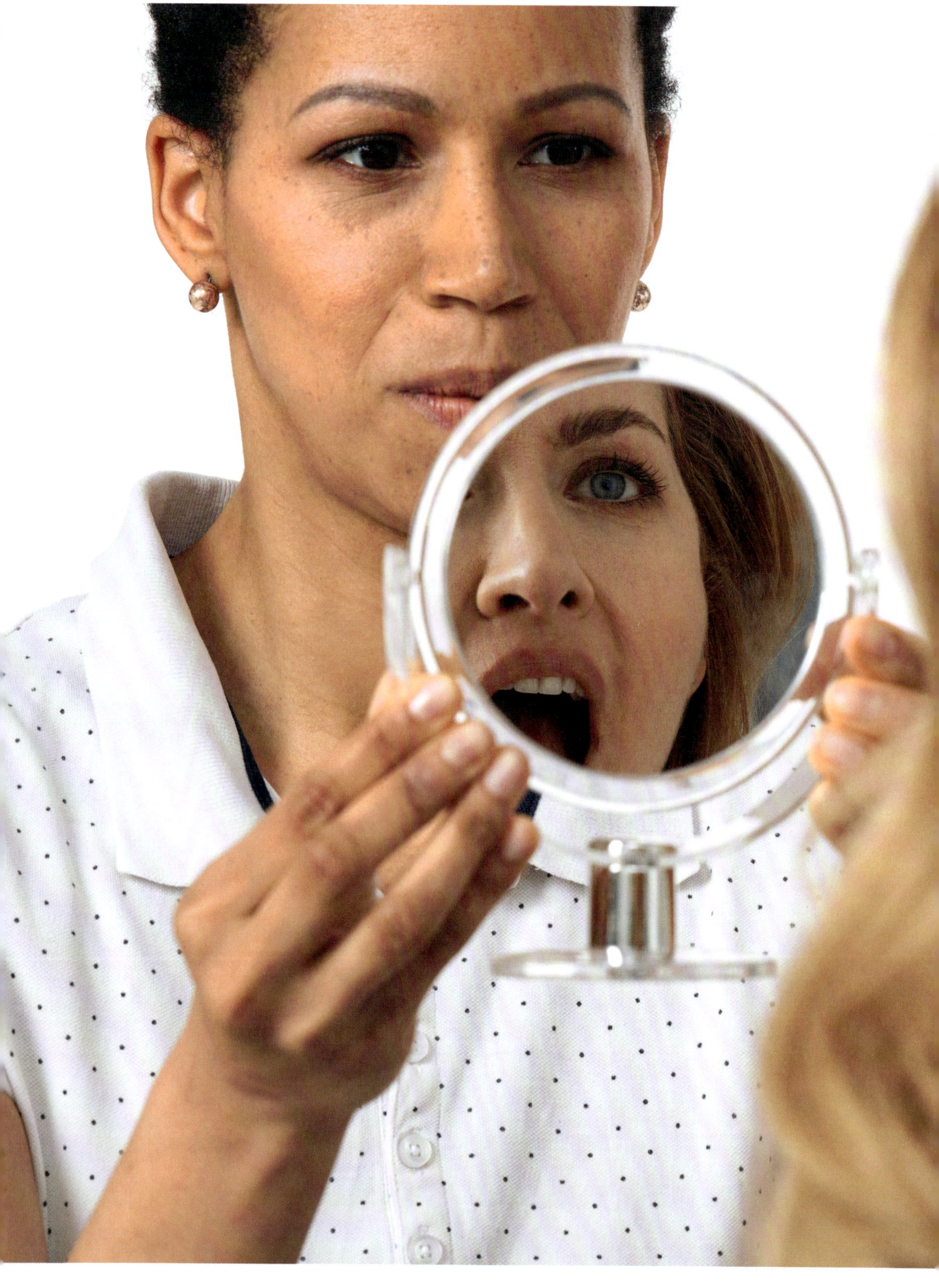

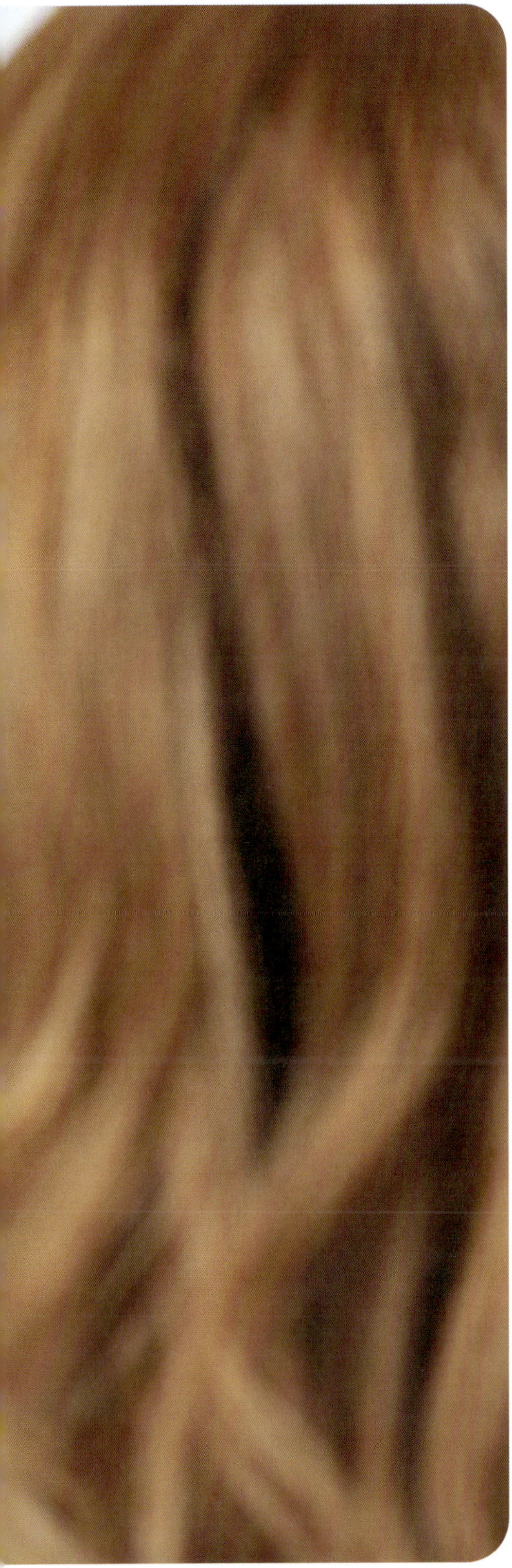

Mobilisationen für den Kiefer

Die wichtigsten Übungen für den Kieferbereich sind Mobilisationen. Durch diese werden die Kiefergelenke in alle Bewegungsrichtungen maximal und entspannt geführt. Dadurch werden alle Bewegungen im Kiefer leichter und freier möglich sein und die Kaumuskulatur kann entspannen und muss nicht ständig bei allen Bewegungen den Gelenken zur Stabilisation verhelfen. Bei den Mobilisationen gilt es, Qualität vor Quantität zu setzen und zu Beginn am besten vor einem Spiegel zu üben oder sich zu filmen, um die Übung richtig auszuführen.

Seitliches Schieben

Ziel: Das seitliche Schieben ist für die optimale Kieferbeweglichkeit essenziell, denn es ist ein Teil des Kauvorgangs. Ist das Schieben nicht vollständig oder nur unter Anspannung möglich, werden dauerhaft negative Informationen an das Gehirn gesendet und andere Muskeln werden zusätzlich zur Unterstützung angefordert. Gelingt das seitliche Schieben, verbessert dies die Kieferbeweglichkeit in der Horizontalen und sorgt für eine verbesserte Koordination der Muskulatur.

Ausführung:

- Nehmen Sie die erlernte Ausgangsstellung im Sitz oder Stand ein.
- Öffnen Sie den Mund minimal und schieben Sie den Unterkiefer sanft von rechts 1 nach link. 2
- Achten Sie darauf, in beide Richtungen das gleiche Bewegungsausmaß zu erreichen und keine ruckartigen Ausschläge passieren zu lassen. Ihre Lippen bleiben locker und entspannt.

Wiederholungen: Führen Sie die Übung dreimal mit je zehn Wiederholungen aus.

Variante: Als Steigerung können Sie die Bewegungen etwas schneller von links nach rechts durchführen und somit die Koordination verbessern.

Tipps: Achten Sie während der Übung auf eine entspannte Position von Lippen, Mund und Gesicht.

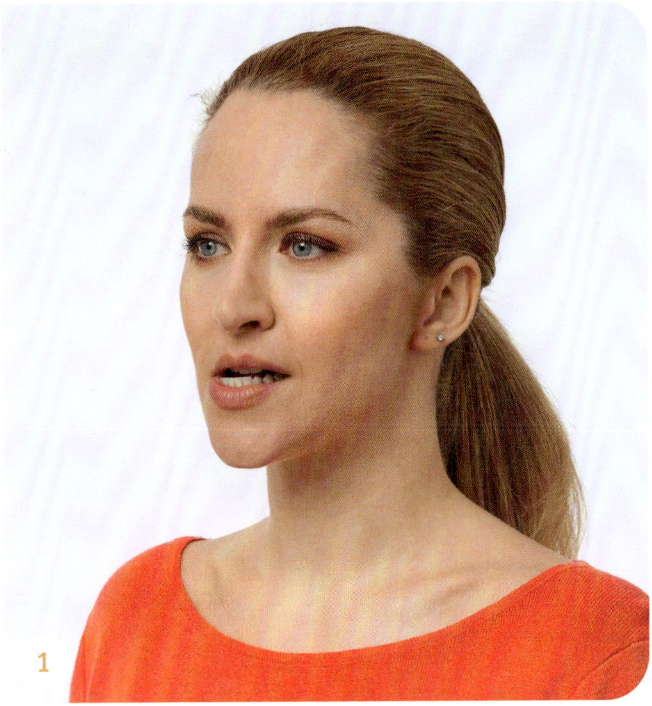

1

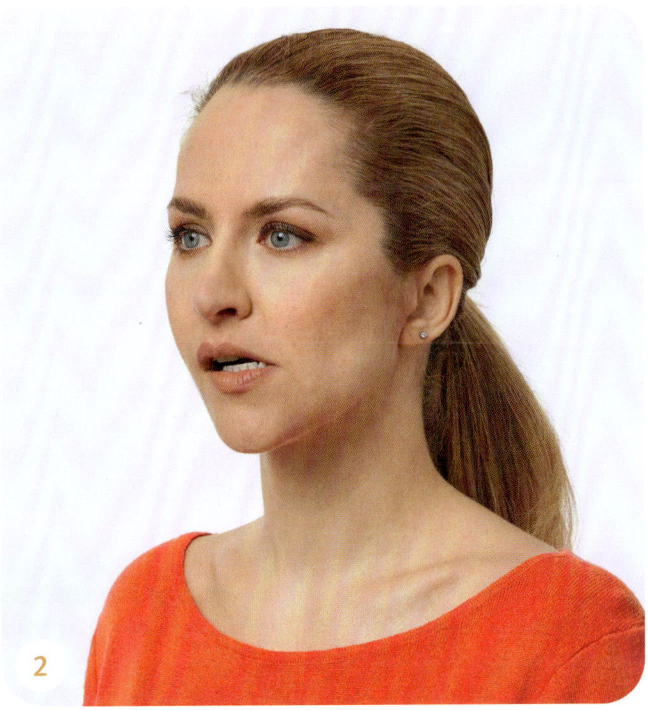

2

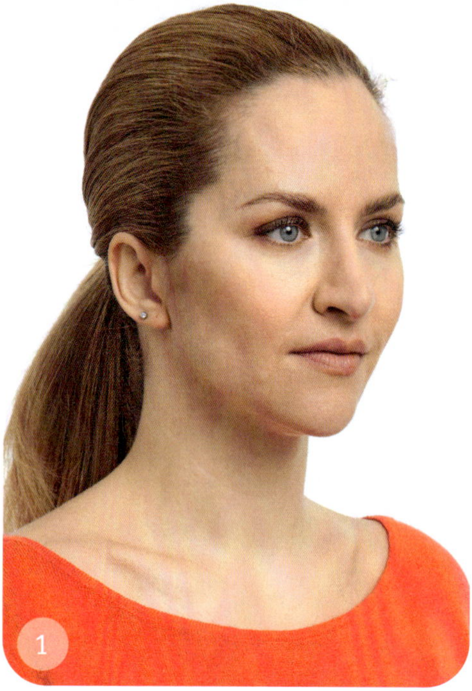

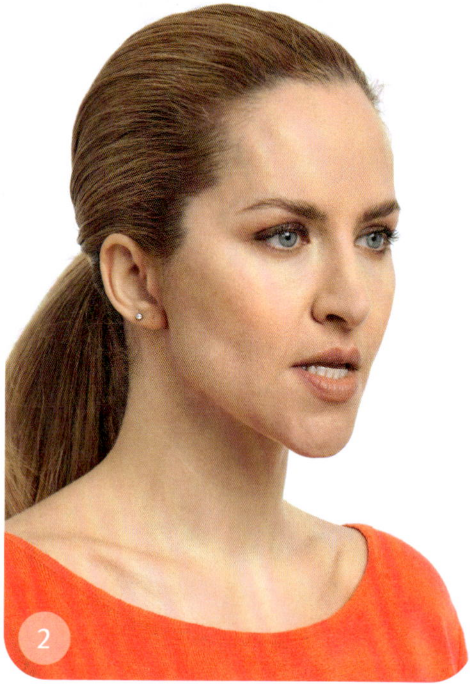

Vorschieben

Ziel: Beim Vorschieben des Kiefers wird zum einen die Kieferbeweglichkeit verbessert und zum anderen die Halswirbelsäule stabilisiert. Bei dieser Übung kann es sehr leicht passieren, dass Sie Ihren Kopf unbewusst nach hinten in den Nacken legen. Achten Sie also auf die aufrechte Haltung und falls nötig trainieren Sie die Stabilisation.

Ausführung:

- Nehmen Sie die aufrechte Haltung im Sitz oder Stand ein. Beachten Sie eine aufrechte Kopfhaltung. (1)
- Öffnen Sie den Mund minimal und schieben Sie den Unterkiefer nach vorn. (2)

Achten Sie darauf, dass die Bewegung maximal, aber entspannt durchgeführt wird.

Wiederholungen: Führen Sie die Übung dreimal mit je zehn Wiederholungen aus.

Variante: Für die Steigerung können Sie einen Zeigefinger an die Kinnspitze legen und leichten Gegendruck geben. Somit erreichen Sie zusätzliche Stabilisation.

Tipp: Falls Sie mit der Übung ein lautes Kieferknacken auslösen, reduzieren Sie das Ausmaß der Bewegung auf ein Minimum.

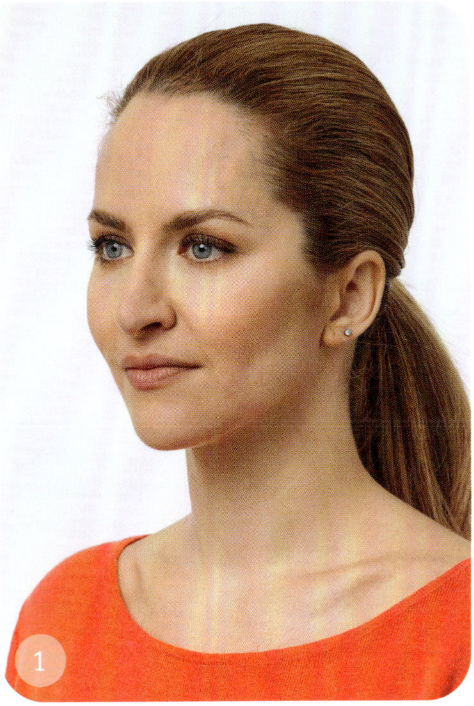

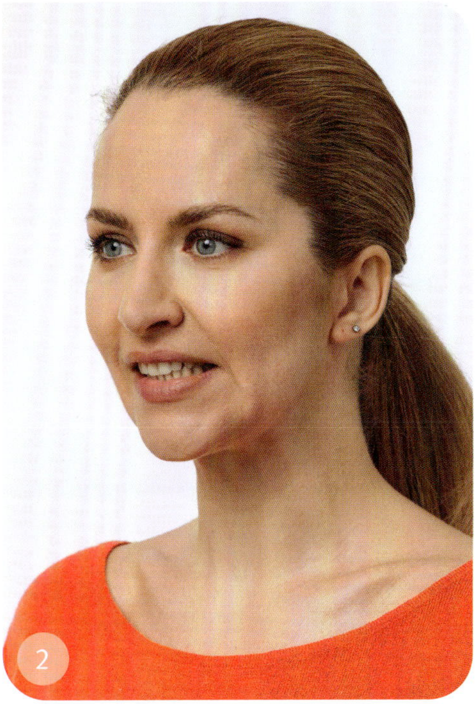

Rückschieben

Ziel: Eine Rückwärtsbewegung des Kiefergelenks wird selten bis gar nicht in den Alltag integriert. Möglicherweise, weil das Ausmaß der Bewegung auf ein bis zwei Millimeter beschränkt ist, oder weil von uns schlichtweg Schwierigkeiten bei der Umsetzung haben. Durch die Rückwärtsbewegung können Blockierungen in alle Richtungen gelöst werden. Außerdem wird eine Art Druck ins Gelenk gesetzt, was zur Verbesserung des Stoffwechsels führt.

Ausführung:

- Nehmen Sie die Ausgangsstellung im Sitz oder Stand ein. Beachten Sie eine aufrechte Kopfhaltung. ❶

Schieben Sie nun den Unterkiefer nach hinten. ❷ Als gedankliche Stütze können Sie sich vorstellen, die Zähne nach hinten zu schieben. Achten Sie darauf, dass obere und untere Zahnreihe Kontakt halten.

Wiederholungen: Wiederholen Sie diese Bewegung zehnmal.

Variante: Für die Steigerung können Sie das Tempo erhöhen.

Tipp: Bei Schmerzen in den Kiefergelenken streichen Sie die Übung aus dem Programm..

Vierecksübung

Ziel: Diese Übung erlaubt es, den Kiefer in einige Richtungen zu bewegen, und sie erfordert die Zusammenarbeit verschiedener Muskeln. Falls Sie unter Kieferknacken leiden, ist diese Übung genau das Richtige, denn der Gelenkdiskus kann durch die Bewegungsabläufe wieder leichter auf den Kieferkopf zurückgeführt werden.

Ausführung:

- Nehmen Sie die Ausgangsstellung im Sitz oder Stand ein.
- Nun schieben Sie den Unterkiefer maximal nach vorn, öffnen ihn entspannt, schieben ihn zurück und schließen den Mund wieder. 1–4
- Dann beginnen Sie mit dem Bewegungsablauf von vorn. Bewegen Sie den Kiefer maximal in alle Richtungen, aber sanft und ohne ruckartigen Bewegungen. Führen Sie die Bewegung so weit wie möglich aus, achten Sie aber darauf, den Kiefer nicht ruckartig zu bewegen.

Wiederholungen: Wiederholen Sie diese Bewegung zehnmal.

Variante: Sobald Sie den Bewegungsablauf ohne Schwierigkeiten ausführen können, können Sie den Kiefer auch kreisend vor- und zurückbewegen.

Tipp: Bei der Rückführung des Kiefers sollten Sie nicht gleichzeitig den Mund schließen. Falls während der Übung ein Kieferknacken auftritt, reduzieren Sie das Bewegungsmaß.

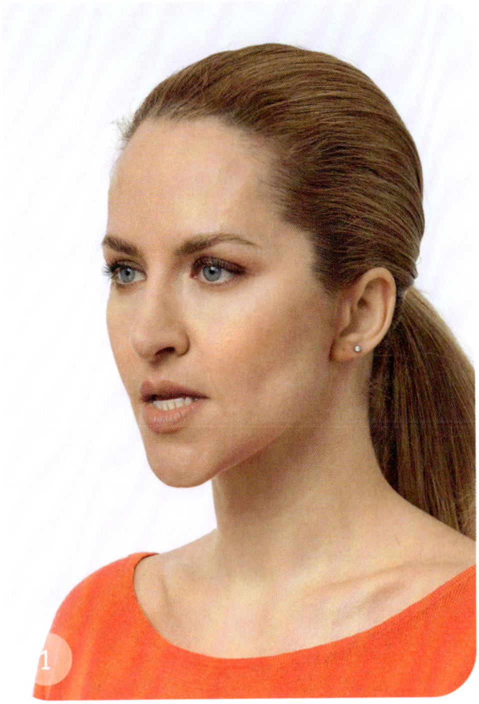
1

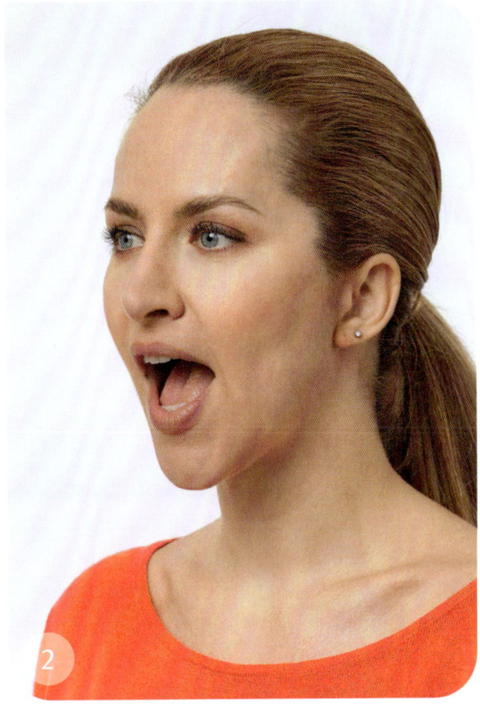
2

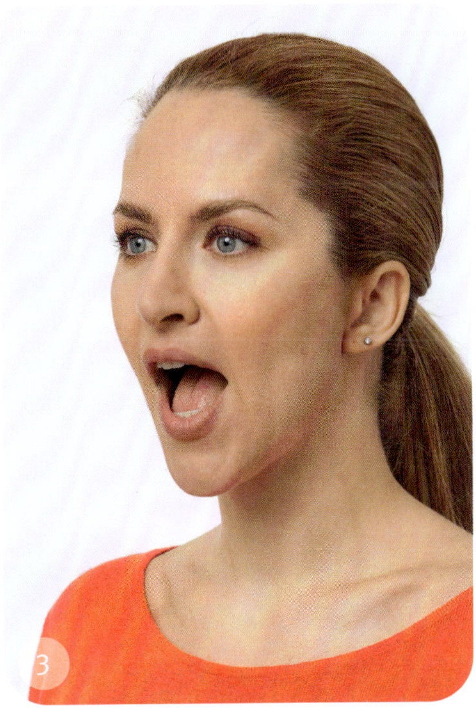
3

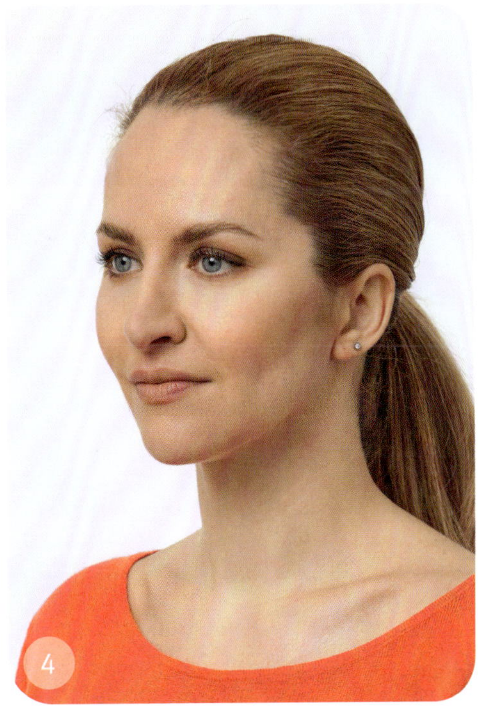
4

Kieferkreis

Ziel: Das Kreisen des Kiefers erlaubt eine sanfte, mühelose Bewegung in allen Ebenen. Gleichzeitig kann diese Übung eine Herausforderung für die Koordination und Stabilisation sein, dieser Effekt ist erwünscht. Beide Kiefergelenke werden ähnlich einer Kaubewegung in die maximale Bewegungsweite gebracht.

Ausführung:
- Nehmen Sie die aufrechte Haltung im Sitz oder Stand ein.
- Schieben Sie den Kiefer erst nach rechts, öffnen Sie leicht den Mund, bewegen Sie den Kiefer zur Mitte hin, schieben Sie ihn nach links, schließen Sie den Mund und führen Sie den Kiefer zur Mitte zurück. 1–4

Wiederholungen: Wiederholen Sie diese Bewegung zehnmal.

Variante: Für die Steigerung öffnen Sie Ihren Mund etwas mehr und führen die Bewegung mit der erweiterten Mundöffnung aus.

Tipp: Sie können die Bewegung auch gegen den Uhrzeigersinn ausführen und die Geschwindigkeit verändern, das steigert die Wirkung.

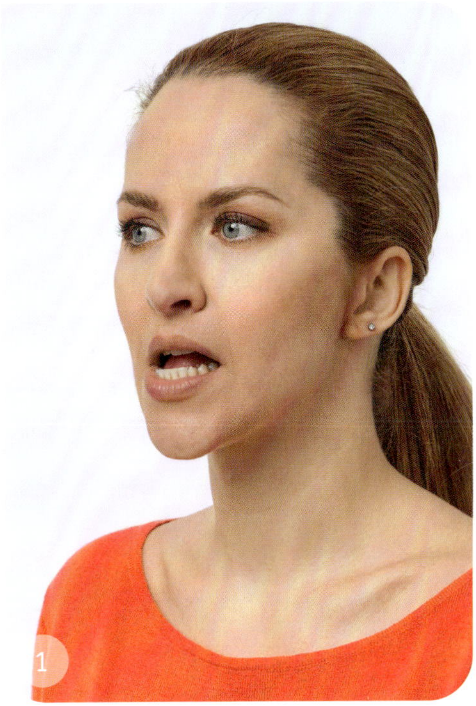
1

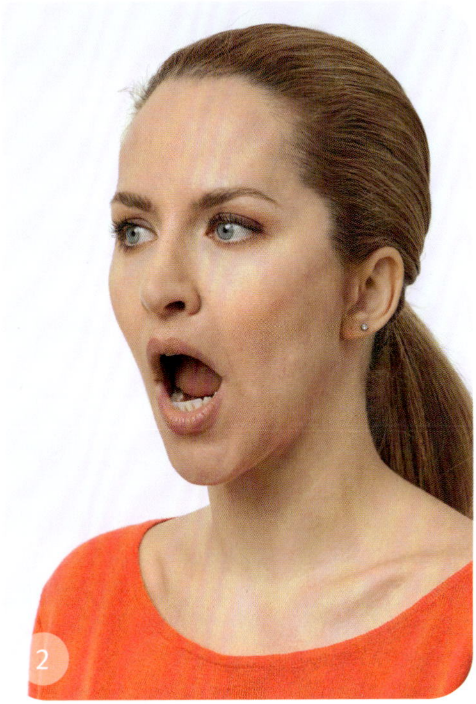
2

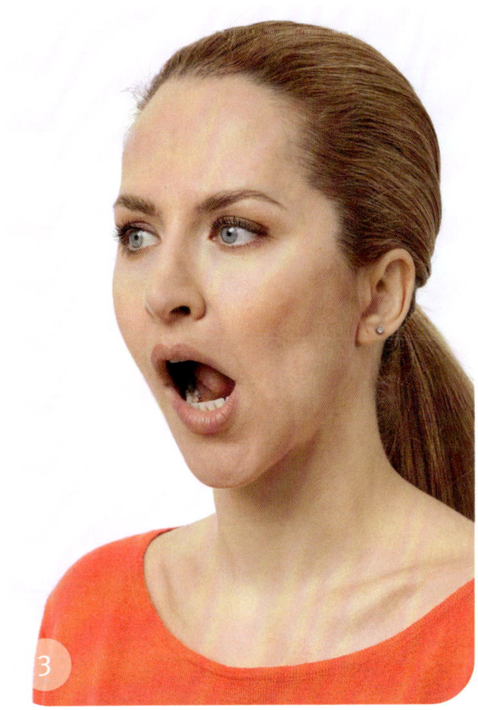
3

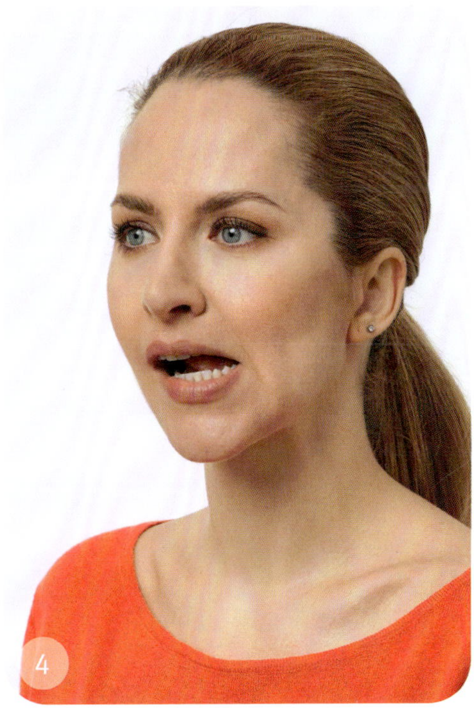
4

8er Bewegung

Ziel: Diese Übung dient dazu, dass Sie lernen, den Kiefer vollständig zu bewegen und seine Bewegungen gut zu koordinieren. Durch die Bewegung in Form einer liegenden Acht werden die beiden Kiefergelenke in Bewegung und Stabilisation zueinander gebracht.

Ausführung:

- Nehmen Sie die erlernte Ausgangsstellung im Sitz oder Stand ein.
- Stellen Sie sich eine liegende Acht oder ein Unendlichkeitszeichen vor. Schieben Sie den Kiefer erst nach rechts, öffnen Sie den Mund etwas, während Sie den Kiefer etwas nach rechts unten bewegen, bewegen Sie ihn dann zur Mitte hin, schieben Sie ihn nach oben links, nach unten links schließen und zur Mitte zurückführen. 1–4

Wiederholungen: Wiederholen Sie diese Bewegung zehnmal.

Variante: Sie können auch eine stehende Acht als Übung durchführen und den Kiefer dabei mehr nach unten und oben bewegen.

Tipp: Durch Richtungswechsel und unterschiedliche Geschwindigkeit der Ausführung steigern Sie die Übung.

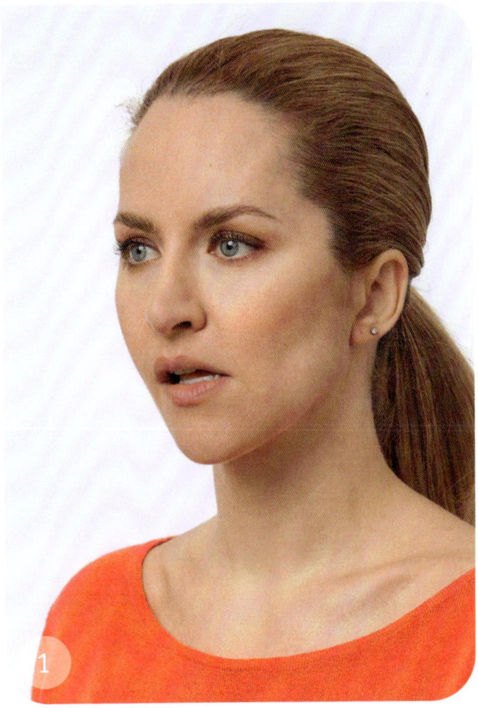
1

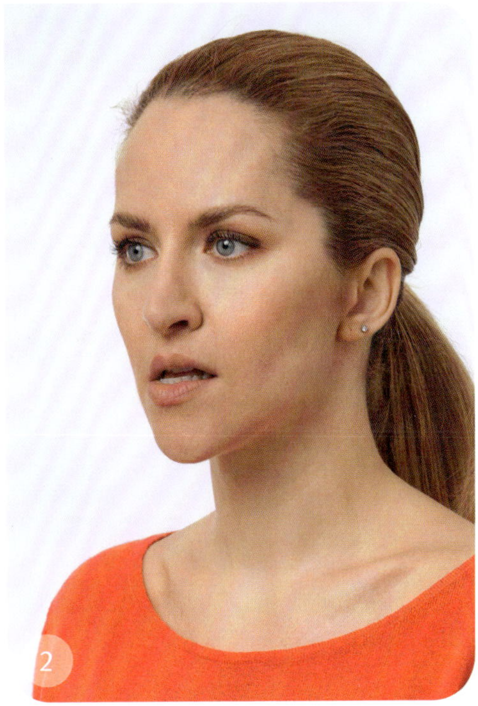
2

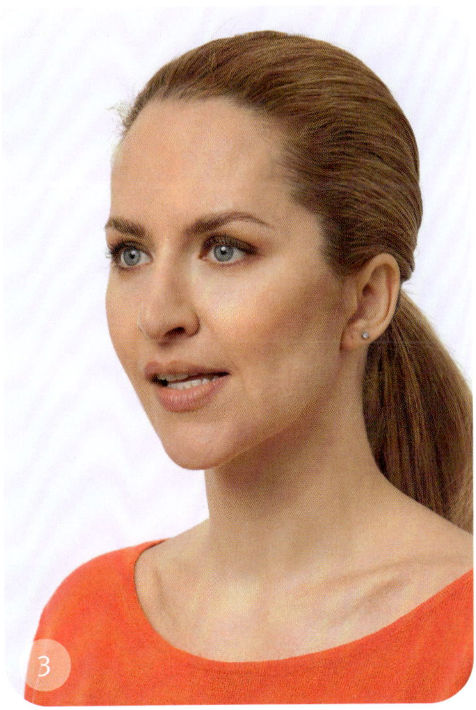
3

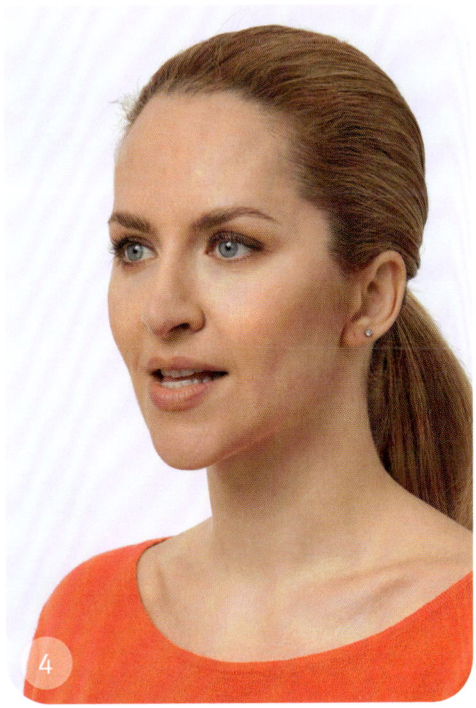
4

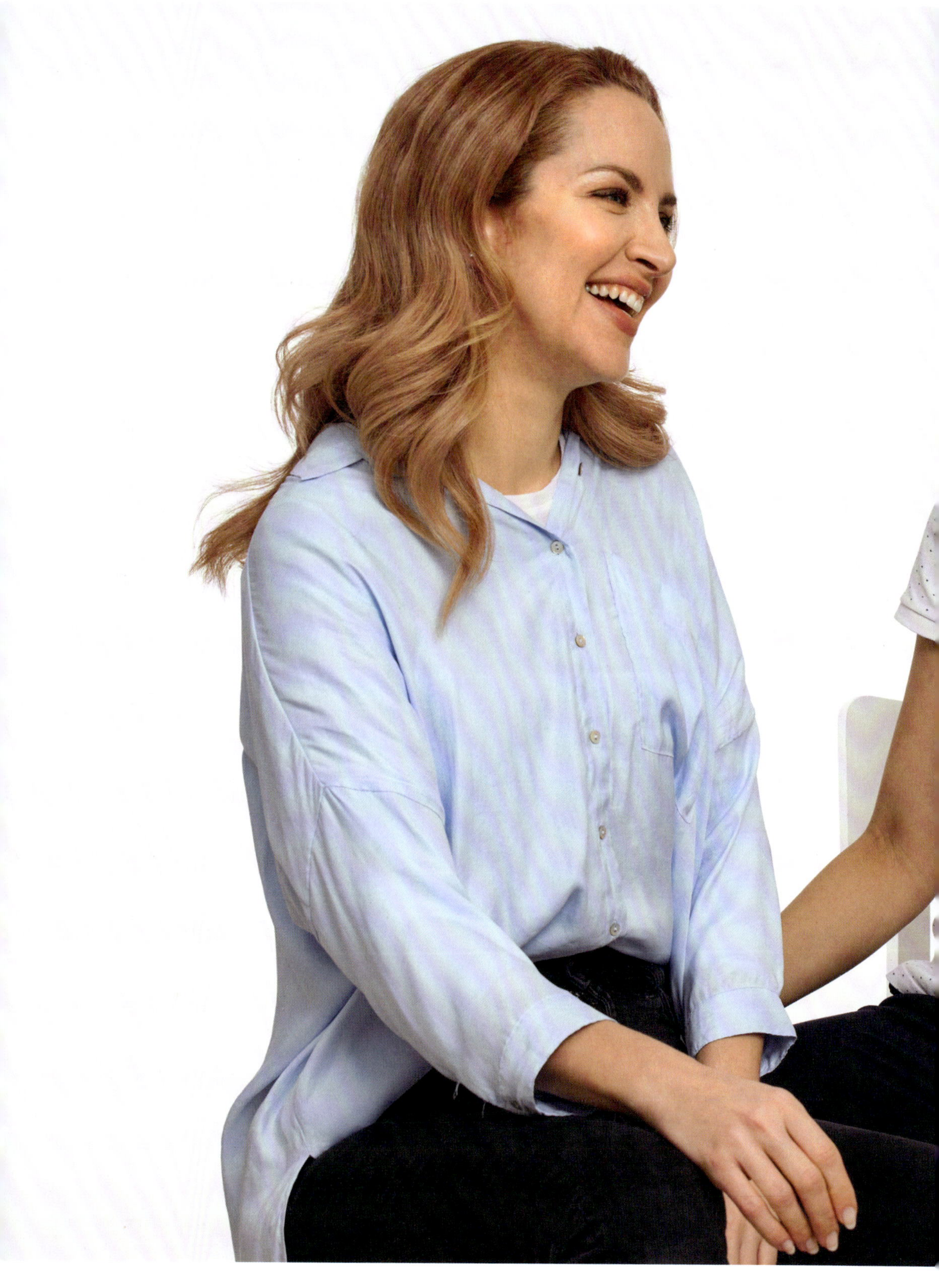

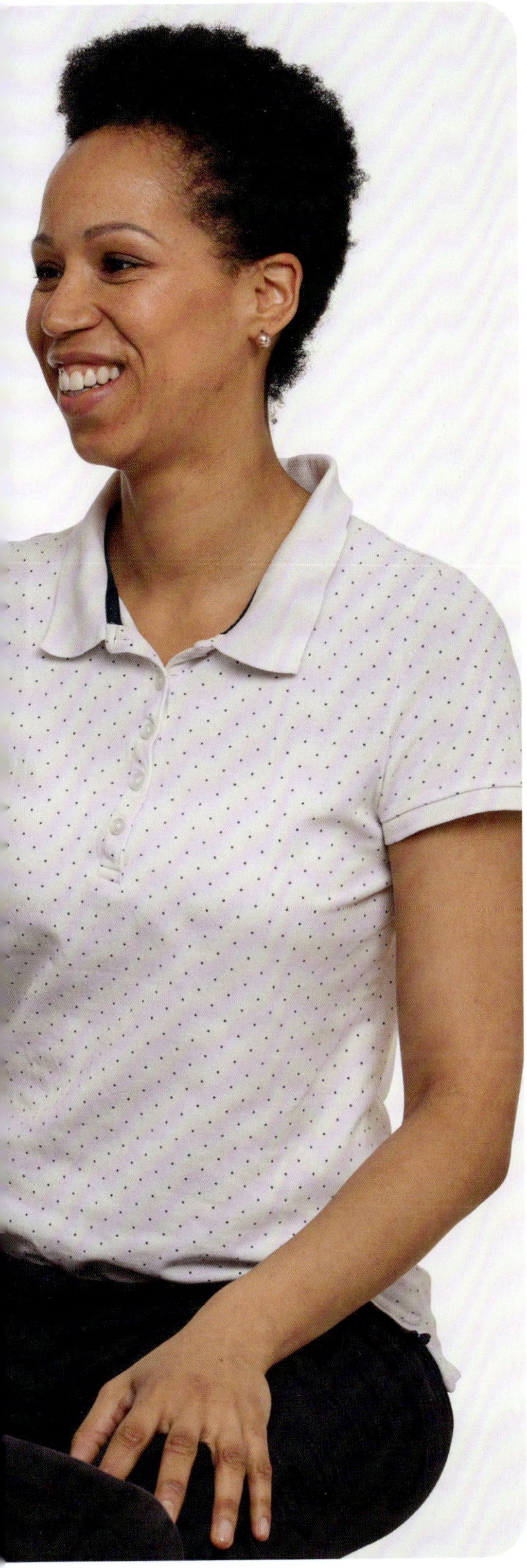

Stabilisation für den Kiefer

Zu Beginn des Trainings sollte jedes Gelenk Mobilität erlangen, um sich so frei und mühelos wie möglich in alle Richtungen bewegen zu können. Danach gilt es, dieses Ergebnis zu erhalten zu stabilisieren. Eine hauptsächliche Ursache von Kieferbeschwerden liegt in der fehlenden Ansteuerung der Muskulatur. Welcher Muskel wie viel Stabilisation leistet, entscheiden die entsprechenden Muskelfasern. Die Muskeln, die für die Stabilisation vorgesehen sind, werden aufgrund von Dysbalancen von ihrer Aufgabe abgehalten. Sie unterstützen dann oftmals die Bewegung des Kiefergelenks und können somit ihre eigentliche Aufgabe nicht korrekt erfüllen. Durch gezielte Stabilisationsübungen erreichen Sie ein Gleichgewicht in der Muskulatur, sodass jeder Muskel und jedes Gelenk die ihm obliegende Aufgabe übernehmen kann.

Grundübung

Ziel: Diese Übung bildet die Basis bei der Anspannung der gesamten Kaumuskulatur. Sie lernen, die Muskulatur gezielt in Spannung zu bringen und den Krafteinsatz zu steuern. Denn zu viel Kraft zu verwenden ist nicht zielführend, die Muskulatur muss erst erlernen, wie viel Kraft notwendig ist, um später in alle Richtungen stabil zu sein.

Ausführung:
- Nehmen Sie die Ausgangsstellung im Sitz oder Stand ein. Legen Sie eine Handoberfläche flach unter das Kinn. 1
- Öffnen Sie minimal den Mund. Ihr Kinn drückt nun mit leichtem Druck auf die Handfläche, die Hand gibt leichten Gegendruck. 2 Verwenden Sie nicht zu viel Kraft, nur so viel, dass Sie eben etwas Druck und Gegendruck spüren.
- Halten Sie die Anspannung für 15 Sekunden aufrecht.

Wiederholungen: Diese Übung führen Sie zehnmal für jeweils 15 Sekunden durch.

Variante: Wenn Sie diese Übung ohne Anspannung der Nacken- und Gesichtsmuskulatur durchführen können, wenden Sie beim nächsten Mal etwas mehr Kraft an und drücken Sie etwas mehr in die Hand bzw. gegen das Kinn.

Tipp: Achten Sie auch bei der Steigerung darauf, nicht zu sehr anzuspannen. Denken Sie daran: Die Muskulatur soll fein angesteuert werden und nicht in Verspannung verfallen.

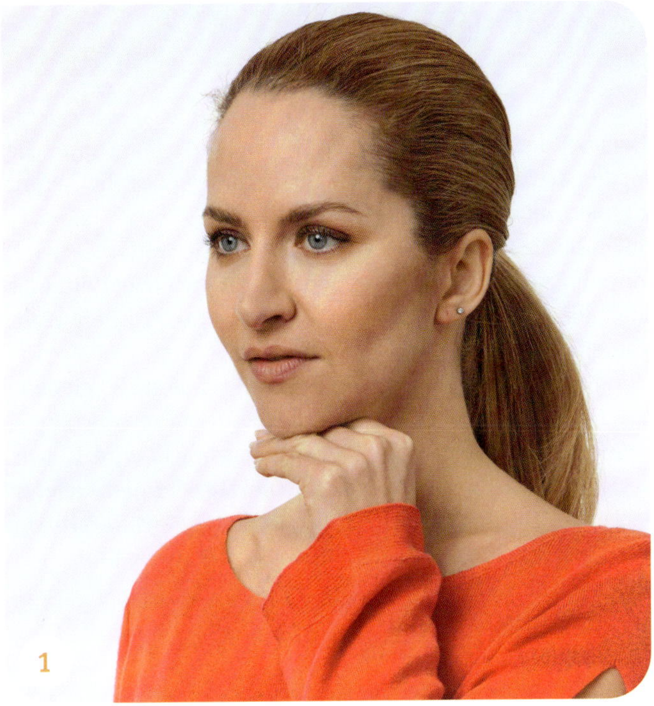

1

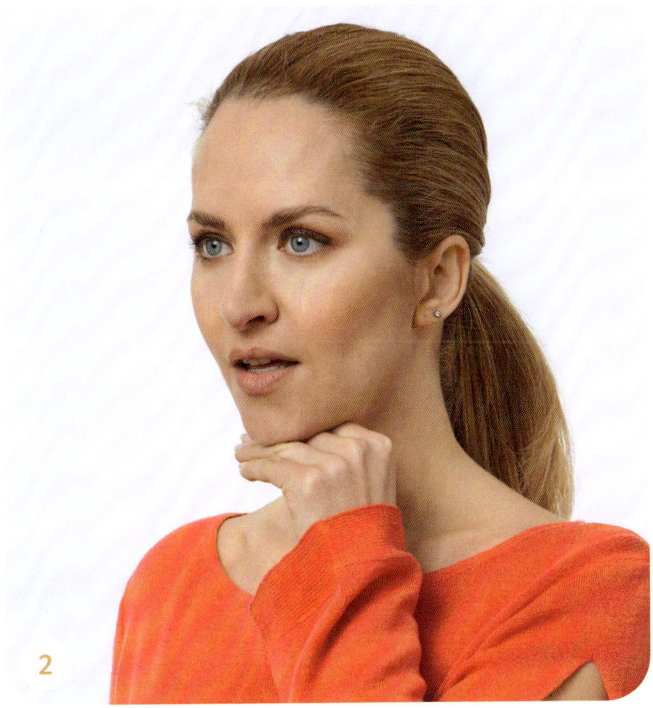

2

Kleine Kraftübung

Ziel: Bei dieser Übung wird ein Druck von außen benutzt, um den Kiefer anzusteuern. Durch die Richtungswechsel werden nahezu alle Muskeln benutzt und sie müssen lernen, miteinander zu kommunizieren. Außerdem lernt die Muskulatur, adäquat auf die Kraft von außen zu reagieren.

Ausführung:

- Nehmen Sie die aufrechte Haltung im Sitz oder Stand ein.
- Legen Sie Ihre locker zur Faust gefalteten Hände an die jeweilige Gesichtshälfte neben das Kinn. Beugen Sie dafür die Zeigefinger an und umschließen Sie das Kinn, die Daumen platzieren Sie unterhalb der Kinnspitze rechts und links. Öffnen Sie minimal den Mund. 1
- Nun üben Sie mit den Händen Druck gegen das Kinn aus, einmal rechts und dann links. Ihr Kiefer sollte dabei fest in der Mitte bleiben und sich keineswegs bewegen. 2

Wiederholungen: Führen Sie die Übung fünfmal für jeweils zehn Sekunden aus.

Variante: Je weiter Sie den Mund öffnen, umso schwieriger wird es, die Position zu halten. Nutzen Sie die Weite als Steigerung.

Tipp: Erwidern Sie mit dem Kiefer nur so viel Druck gegen die Hände, wie ihnen entgegengebracht wird. Geben die Hände viel Druck, reagiert der Kiefer mit wenig Druck, wenden Sie mehr Kraft an, erwidert der Kiefer mit wenig Kraft.

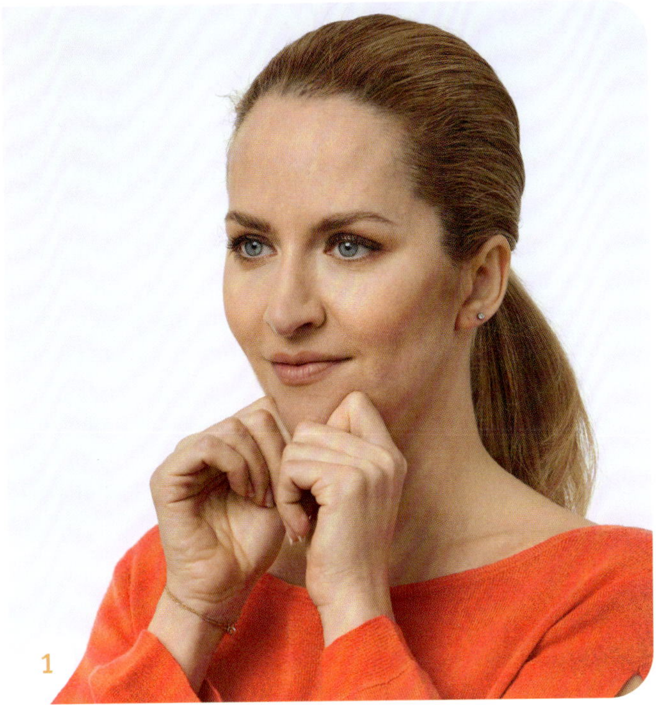
1

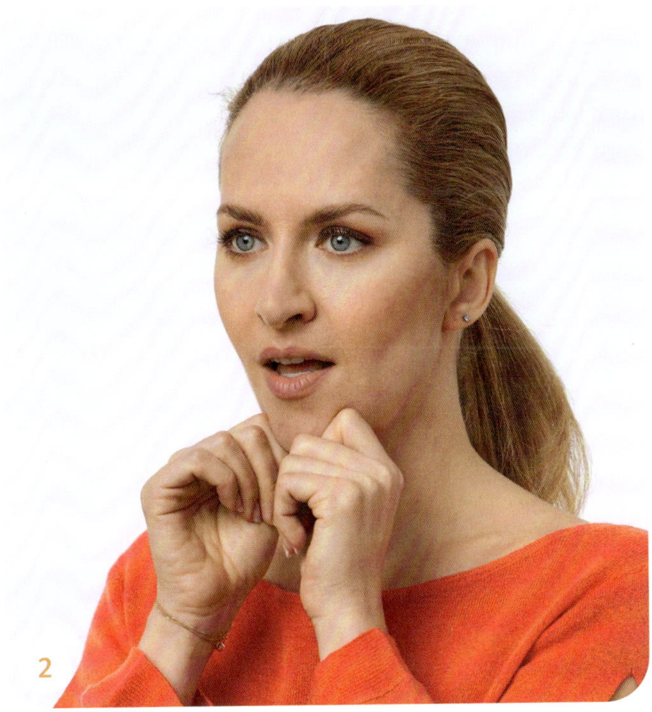
2

Vorschieben gegen Kraft

Ziel: Ein wichtiger Stabilisator für das Kiefergelenk und dessen Bewegungsablauf ist der äußere Flügelmuskel, der Musculus pterygoideus lateralis. Er wird beim Vorschieben des Unterkiefers aktiviert und damit auch stabilisiert. Bei einer guten Ansteuerung dieses Muskels wird die Koordination zwischen Kieferkopf und Diskus verbessert und Instabilitäten sowie Knacken können reduziert werden.

Ausführung:

- Nehmen Sie die Ausgangsstellung im Sitz oder Stand ein.
- Legen Sie die Spanne zwischen Daumen und Zeigefinger einer Hand an das Kinn und umschließen Sie es. Die Zahnreihen von Unter- und Oberkiefer sollten sich hierbei nicht berühren. (1)
- Nun geben Sie mit Ihrer Hand etwas Druck gegen den Kiefer. Schieben Sie den Kiefer gegen diesen Druck langsam und geführt maximal nach vorn. (2)
- Halten Sie die Endposition für etwa 15 Sekunden.

Wiederholungen: Führen Sie die Übung fünfmal für jeweils 15 Sekunden aus.

Variante: Als Steigerung können Sie in der Endposition den Kiefer wenige Millimeter nach vorn und hinten schieben und dabei den Druck der Hand beibehalten.

Tipp: Achten Sie darauf, dass Ihr Kopf mittig und aufrecht bleibt und nicht in eine Vorwärtsbewegung gerät.

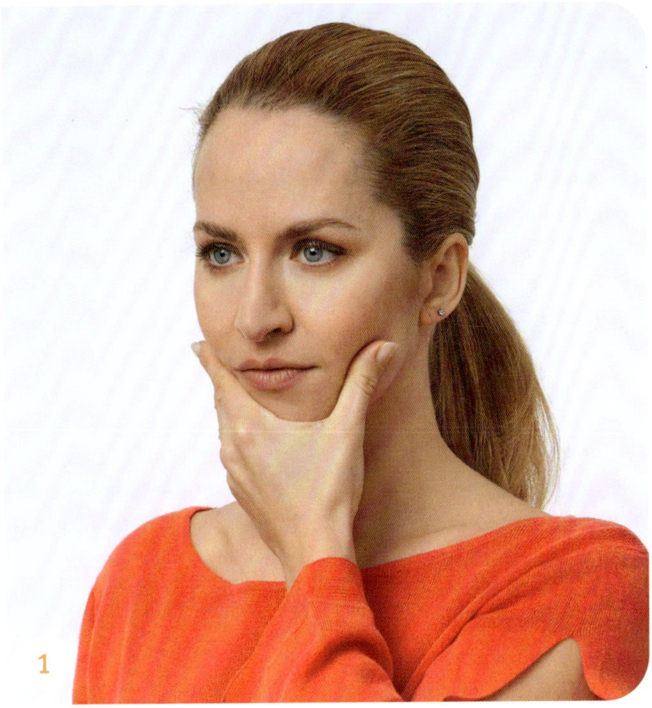
1

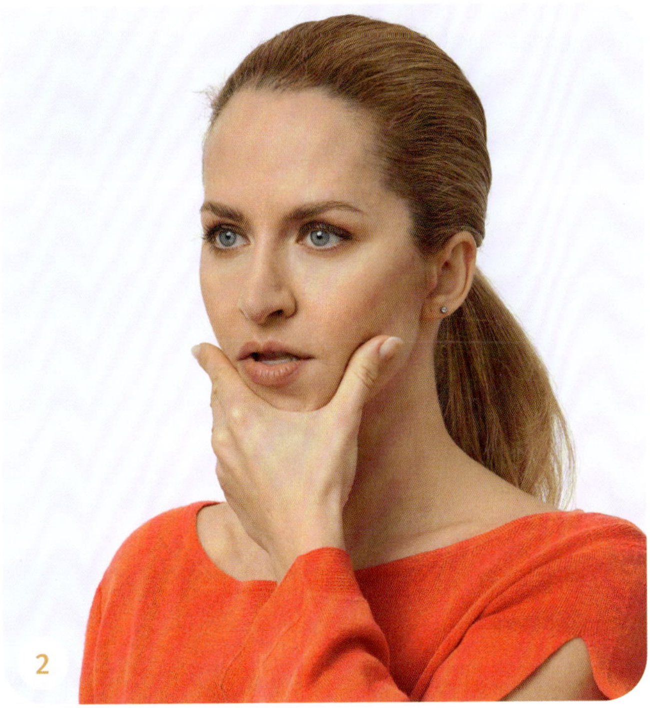
2

Seitliches Schieben mit Spatel

Ziel: Der zweite wichtige Stabilisator ist der innere Flügelmuskel, der Musculus pterygoideus medialis. Er schiebt den Kiefer in eine Seitwärtsbewegung und öffnet den Mund. Über die Stabilisation zur Seite kann dieser Muskel trainiert werden und somit den Kiefer bei allen Bewegungen stützen.

Ausführung:

- Nehmen Sie die Ausgangsstellung im Sitz oder Stand ein. Nehmen Sie den Spatel zwischen die Zähne und halten Sie ihn mit den Zähnen mit leichtem Druck fest.
- Nun bewegen Sie den Mund langsam seitlich nach links 1 und rechts. 2
- Versuchen Sie, den Spatel in Balance zu halten und während der Übung nicht zu verlieren.
- Dies erfordert neben Kraft auch viel Koordination, daher nehmen Sie sich Zeit oder halten Sie den Spatel vorerst noch leicht fest.

Wiederholungen: Führen Sie die Übung zu jeder Seite fünfmal aus.

Variante: Als Steigerung können Sie die Geschwindigkeit des seitlichen Schiebens erhöhen.

Tipp: Achten Sie darauf, dass Sie die Bewegung nach rechts und links gleich weit ausführen wird und der Spatel nicht verrutscht. Sollte eine Seite Defizite aufzeigen, trainieren Sie verstärkt in diese hinein, um Symmetrie zu erlangen.

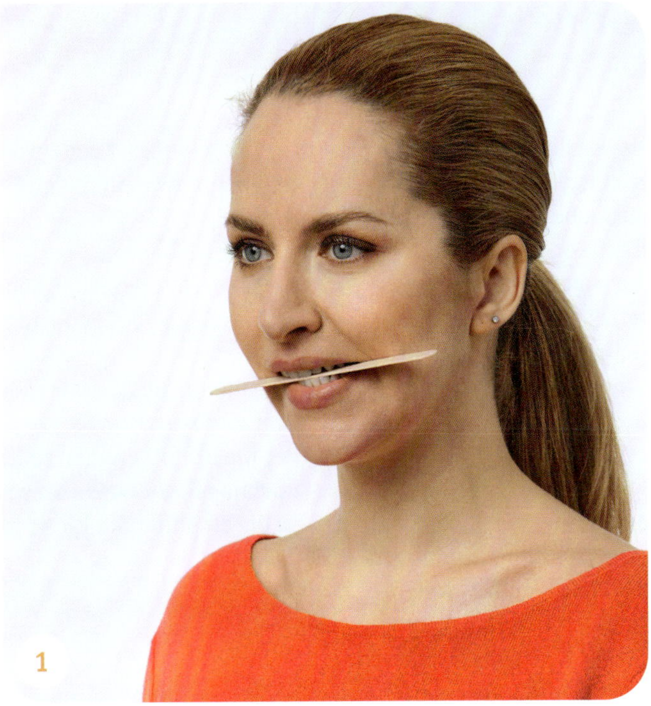
1

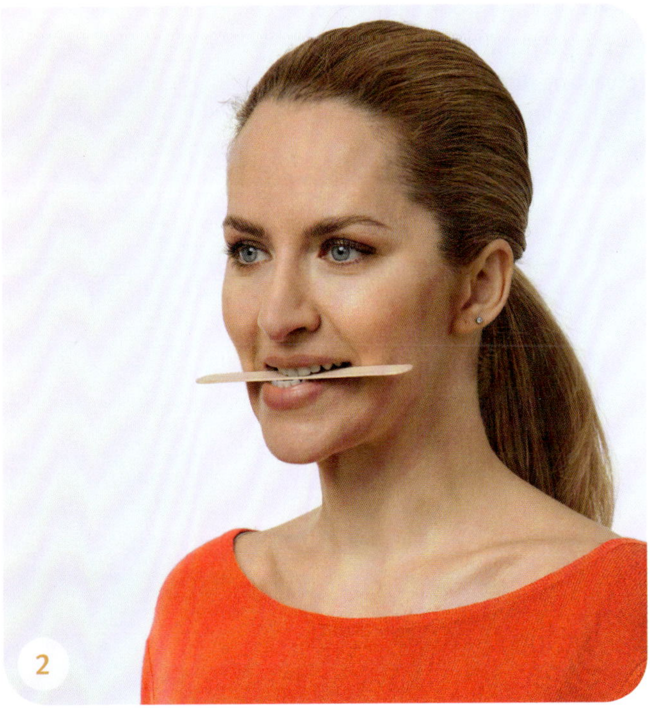
2

Zungenpendel

Ziel: Bei verschiedenen Bewegungen von Kopf, Gesicht oder Zunge sollte der Kiefer in der Lage sein, stabil zu bleiben und seine Position nicht zu verändern. Bei Instabilitäten im Kieferbereich bewegt er sich allerdings gerne mit und überlastet die ständige Beanspruchung die Kaumuskulatur. Bei dieser Übung wird die Zunge aktiv bewegt und der Kiefer ist Stabilisator.

Ausführung:

- Nehmen Sie die Ausgangsstellung im Sitz oder Stand ein. Die Zahnreihen von Ober- und Unterkiefer sollten minimal voneinander entfernt sein.
- Nun schieben Sie mit Druck die Zungenspitze von der rechten ① in die linke ② Wangenseite und zurück. Lassen Sie die Zunge wie ein Pendel im Mundraum schwingen. Achten Sie darauf, dass sich Ihr Kiefer bei der Bewegung nicht mitbewegt, sondern ganz stabil in der Mitte bleibt.

Wiederholungen: Pendeln Sie zehnmal hin und her und wiederholen Sie die Übung dreimal.

Variante: Als Steigerung können Sie die Geschwindigkeit des Pendelns erhöhen.

Tipp: Wenn Sie die Übung die ersten Male ausführen, merken Sie gar nicht, wenn sich der Kiefer mitbewegen sollte. Deswegen ist es sinnvoll, vor einem Spiegel zu üben und so die Stabilität des Kiefers zu kontrollieren.

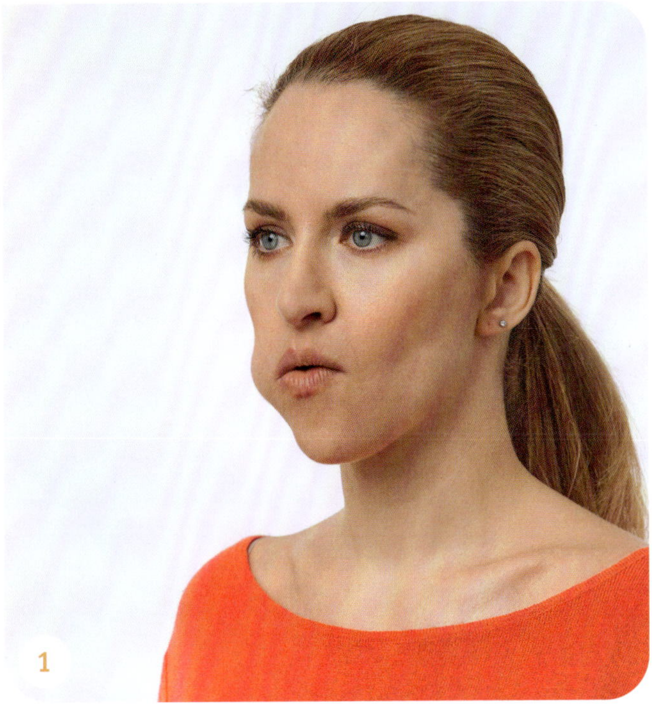
1

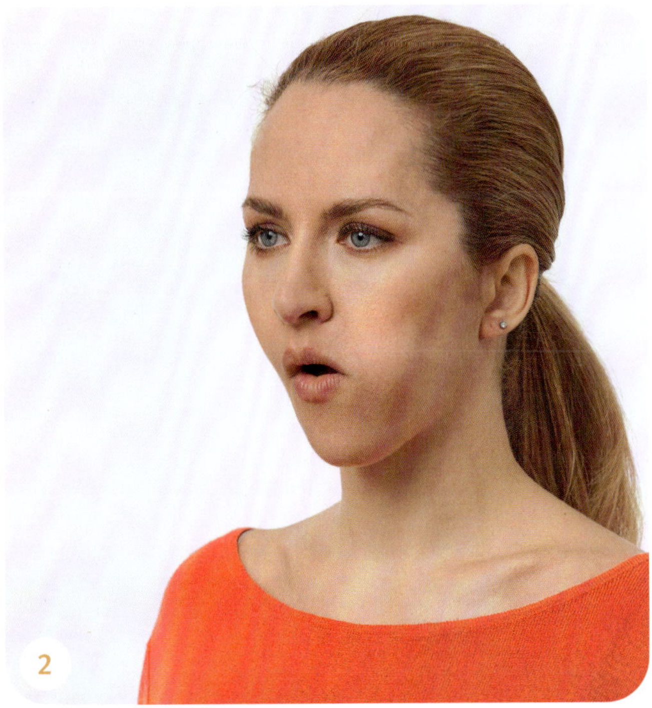
2

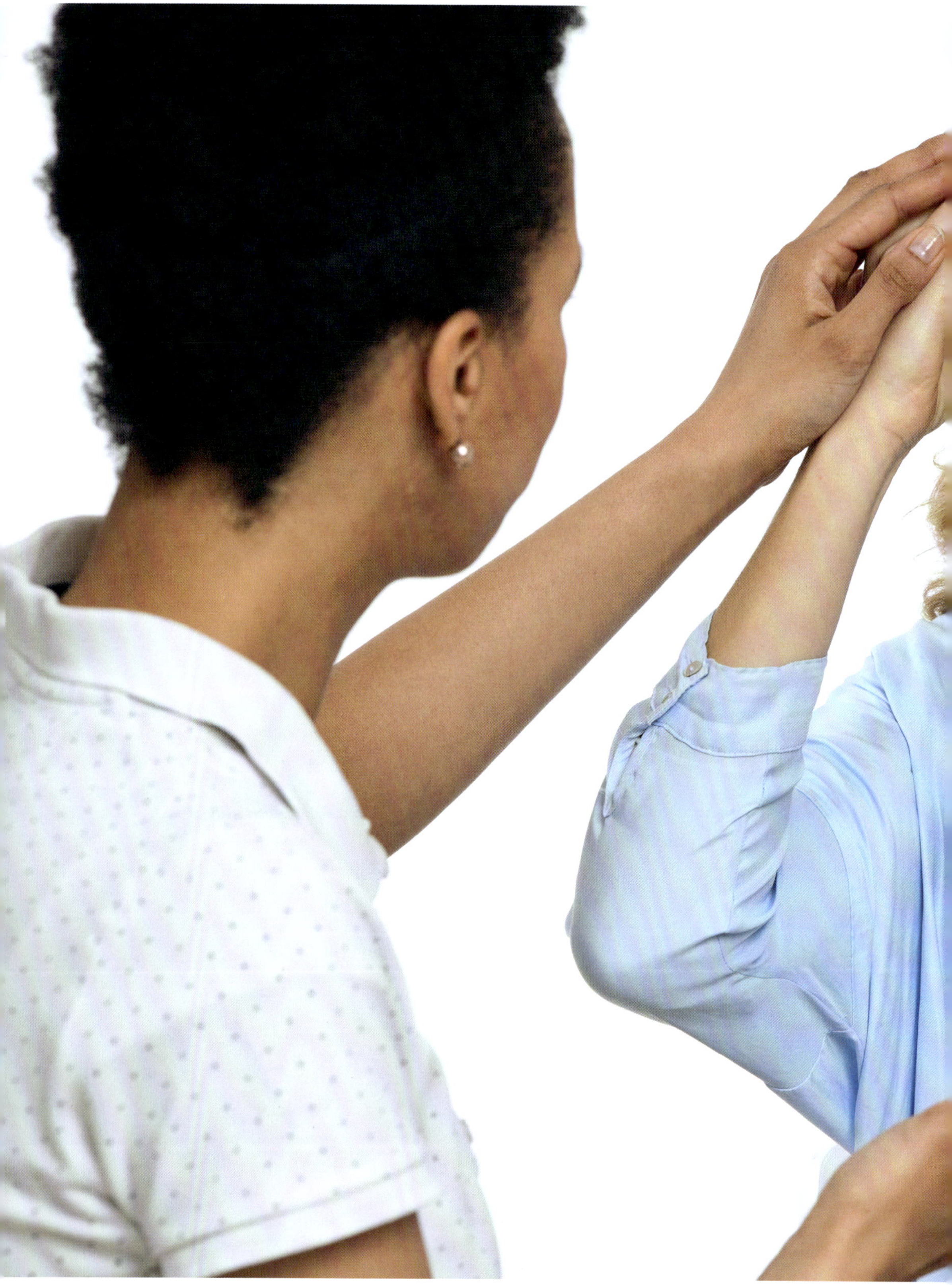

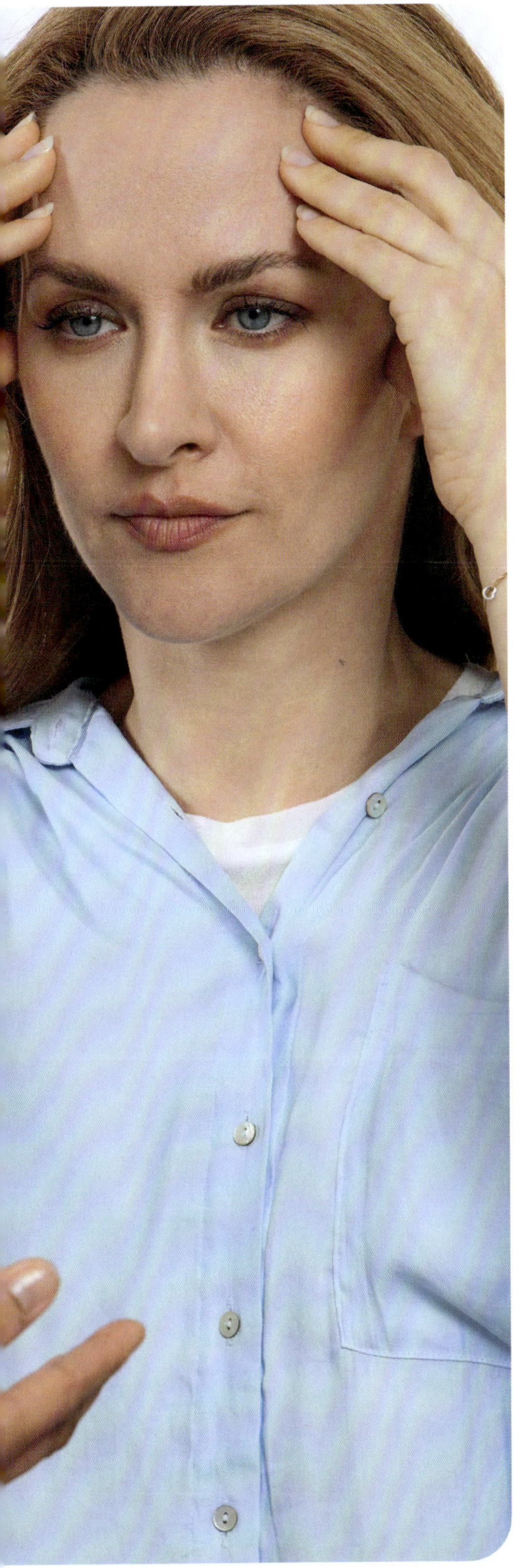

Spezielle Übungen – Kopfschmerzen

Kopfschmerzen werden in verschiedene Arten und Bereiche eingeteilt. Die International Headache Society nennt über 200 unterschiedliche Kopfschmerzarten, die Bandbreite reicht von Migräne und Spannungskopfschmerz über Clusterkopfschmerz bis zu diversen Mischformen. Viele dieser Schmerzen und Verspannungen beeinflussen auch die Halswirbelsäule. Manche Beschwerden beginnen im Bereich der HWS und setzen sich als Kopfschmerz fort, andere Kopfschmerzen lösen Verspannungen der Nackenmuskulatur aus. Genau diese Vielfältigkeit stellt eine Herausforderung bei der Empfehlung von Übungen dar. Im Folgenden sind die Übungen nach der Lokalisation eingeteilt. In dem Wissen, dass der Schmerz nicht immer eindeutig zu lokalisieren ist oder Schmerzen eben auch in verschiedenen Bereichen gleichzeitig auftreten können, hoffe ich, Ihnen trotzdem eine Orientierung geben zu können.

Bevor Sie mit diesen speziellen Beschwerde-Übungen beginnen, empfehle ich Ihnen, vorab ein paar Entspannungs-, Mobilisations- oder Dehnübungen aus dem vorderen Praxis-Buchteil auszuführen. Sozusagen eine Art Warm-up.

Kopfschmerzen Stirnbereich
Massage der Stirnfaszie

Ziel: Die Faszie im Stirnbereich unterliegt oft Verspannungen und Verklebungen und kann für eine gewisse Spannung sorgen. Sollte diese Spannung zu groß sein, können Schmerzen vom Hinterkopf bis in den Stirn- und Augenbereich ausstrahlen. Durch die sanfte Massage der Faszie werden die Verklebungen gelöst und die Kopfhaut kann entspannen.

Ausführung:

- Nehmen Sie die erlernte Ausgangsstellung im Sitz oder Stand ein. Legen Sie alle Fingerbeeren (ohne den Daumen) der rechten und linken Hand nebeneinander auf den oberen Bereich der Stirn in die Nähe des Haaransatzes. (1)
- Nun üben Sie sanften Druck gegen die Stirnhaut aus und massieren diese mittels kleiner kreisender Bewegungen.
- Im Anschluss platzieren Sie Ihre Fingerbeeren etwas näher an den Augenbrauen und verfahren in gleicher Technik. (2)
- Wiederholen Sie diese Massage, bis Sie auf der Linie der Augenbrauen angekommen sind.

Wiederholungen: Diese Übung führen Sie für mindestens zwei Minuten aus.

Variante: Als Steigerung können Sie den Druck etwas intensivieren.

Tipp: Versuchen Sie, das Gesicht während der Massage so entspannt wie möglich zu lassen, um den maximalen Erfolg der Übung zu erhalten.

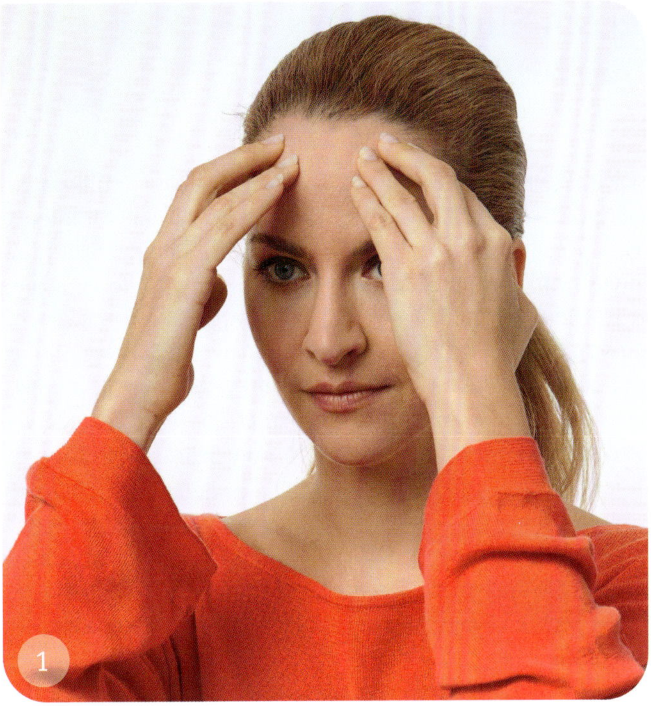
1

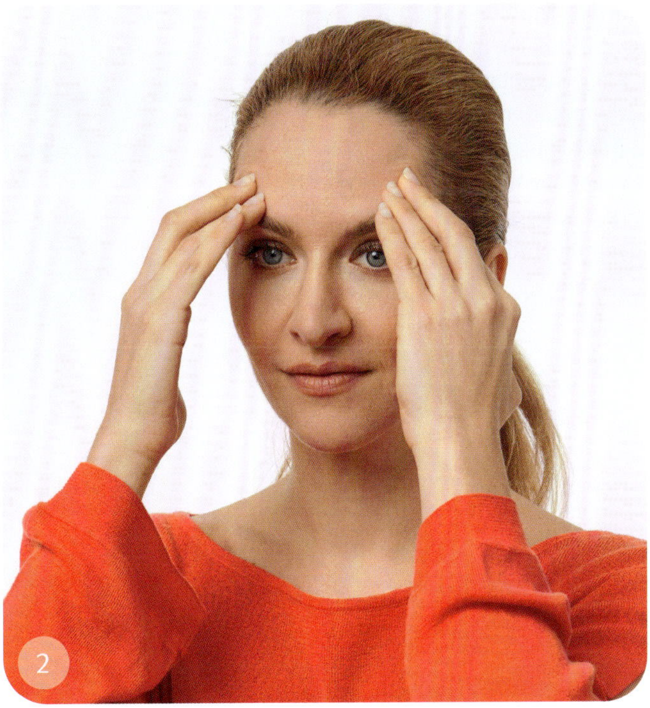
2

Kopfschmerzen Stirnbereich
Triggerpunkte Augenbaue

Ziel: Im Augenbereich sitzen Muskeln, die für die Bewegung der Gesichtsmuskeln zuständig sind. Bei häufiger Überlastung, z. B. durch schlechte Augenkoordination, Kopfschmerz oder trockene Augen, können sie Schmerzpunkte bilden. Durch die Behandlung dieser Punkte kann die Muskulatur regenerieren und die Ausstrahlung in den Stirnbereich reduziert werden.

Ausführung:

- Nehmen Sie die aufrechte Haltung im Sitz oder Stand ein. Legen Sie die Fingerbeeren des Zeigefingers der rechten Hand auf die gleichseitige Augenbraue. (1)
- Beginnen Sie am äußeren Rand der Augenbraue und tasten Sie den Muskel nach Schmerzpunkten ab. Benutzen Sie dafür intensiven Druck. Sollten Sie eine Stelle finden, die besonders schmerzhaft ist oder ausstrahlt, dann halten Sie den Druck und kreisen auf dieser Position, bis der Schmerz langsam nachlässt.
- Wandern Sie so die Braue entlang (2) und behandeln Sie dann die andere.

Wiederholungen: Diese Übungen führen Sie je nach Bedarf mehrmals am Tag für jeweils zwei Minuten je Augenbraue aus.

Variante: Sollten während der Massage intensive Schmerzpunkte getastet werden, dann verbleiben Sie an dieser Stelle nur mit Druck (kein Kreisen und keine Bewegungen), bis die Schmerzen etwas nachlassen.

Tipp: Ausstrahlungen in den Stirnbereich und die Kopfhaut sind bei dieser Massagetechnik nicht selten und als unbedenklich einzustufen, ebenso wie eine Zunahme der Schmerzen zwei bis drei Tage nach der Behandlung.

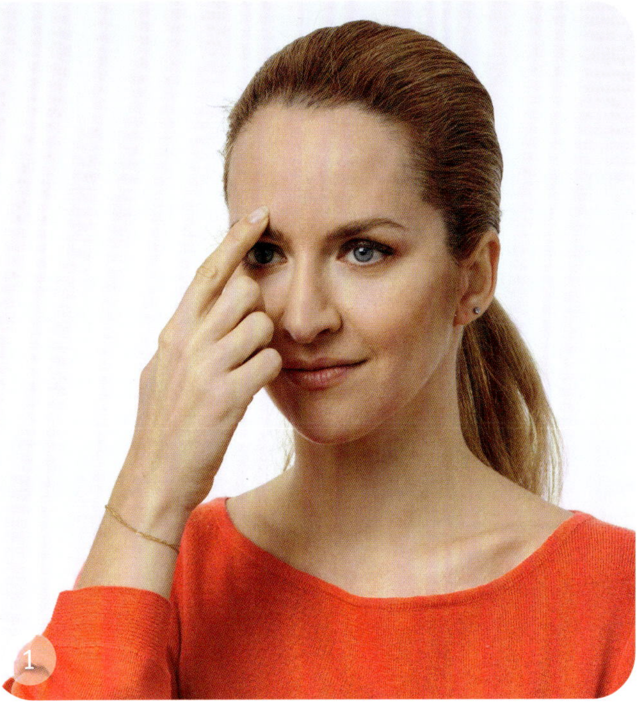
1

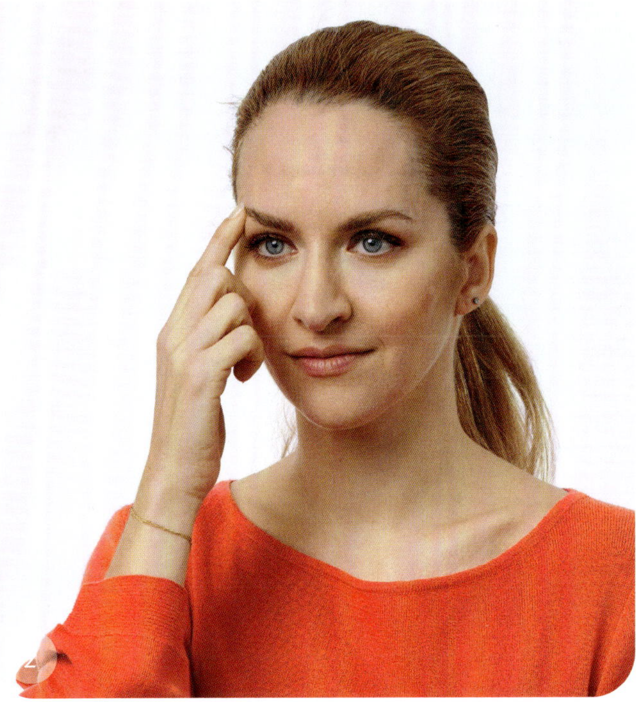
2

Kopfschmerzen Stirnbereich
Zug am Schädeldach

Ziel: Schädelknochen können selbst zur Schmerzquelle werden und bleiben als deren Ursprung häufig unentdeckt. Der Schädel teilt sich in verschiedene Knochenbereiche auf. Diese werden getrennt von den Schädelnähten. Aufgrund von einer gewissen Elastizität dieser Nähte werden Kräfte von innen und außen auf die Schädelknochen verteilt. Diese sind mit reichlich Sensoren gefüllt und reagieren sehr feinfühlig auf Veränderungen und Kräfte von außen. Daher gilt es, durch sanfte tiefe Techniken den Druck der Knochen aufeinander zu lösen und von der fortwährenden Anpassung zu profitieren.

Ausführung:

- Nehmen Sie die Ausgangsstellung im Sitz oder Stand ein.
- Legen Sie die rechte und linke Hand flächig auf die jeweilige Kopfseite, die Fingerspitzen sind einander zugewandt. Sie können sich fast berühren, müssen aber nicht, je nach Größe des Kopfes abhängig. Die Handballen finden Platz an beiden Schläfen. ❶
- Nun üben Sie einen tiefen Druck gegen den Schädel in Richtung Schulter aus und stellen sich vor, Sie würden den Kopf auseinanderziehen. ❷ Behalten Sie diesen Druck in gleicher Intensität für fünfzehn Sekunden bei.

Wiederholungen: Wiederholen Sie die Übung fünfmal für jeweils 15 Sekunden.

Variante: Mittig auf dem Kopf verläuft eine Schädelnaht und »teilt« sozusagen die linke und rechte Kopfseite. Infolge von Verletzungen oder Stößen schmerzt diese häufig. Platzieren Sie Ihre Hände rechts und links dieser Naht und ziehen Sie die Kopfhaut sanft nach außen hin weg. ❸ Auch hier gilt es, einen tiefen Druck auszuüben.

Tipp: Als Hilfestellung können Sie sich bildlich vorstellen, an beiden Enden eines Seils zu ziehen.

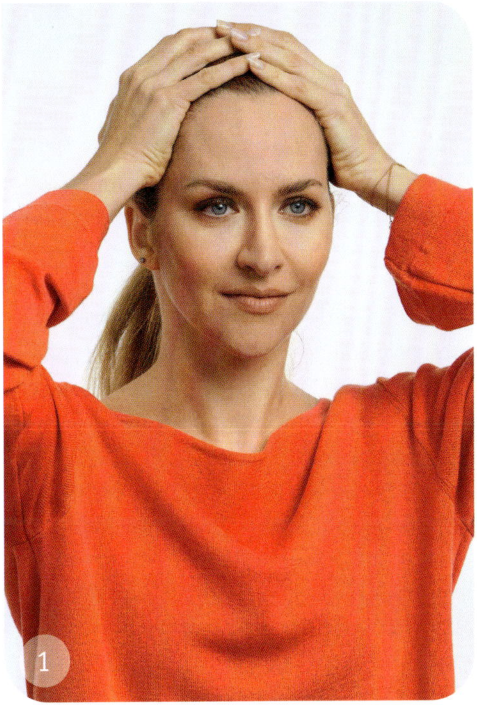
1

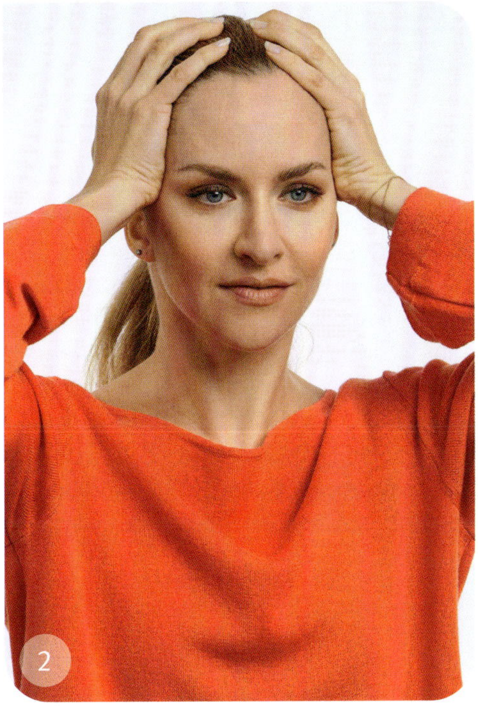
2

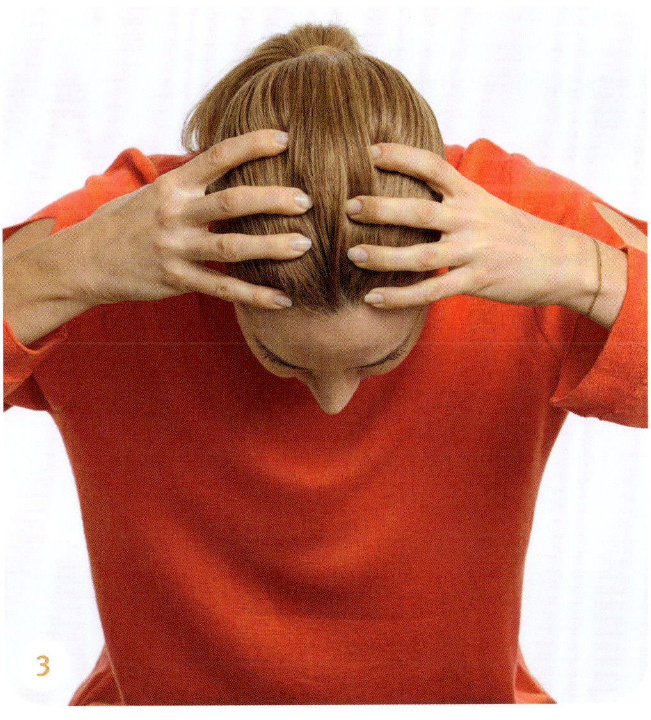
3

Kopfschmerzen Hinterkopf
Ball am Hinterkopf

Ziel: Häufig werden Schmerzen am Hinterkopf durch Verspannungen der kurzen Nackenstrecker ausgelöst. Diese sitzen zwischen Halswirbelsäule und Schädel und können Schmerzpunkte direkt am Übergang zum Schädel erzeugen. Aufgrund einseitiger Kopfhaltung (vorgeschobene Kopfposition) verkürzen sich die Nackenstrecker und beginnen, Schmerzpunkte einzulagern. Durch die Massage mittels eines Tennisballs oder einer Blackroll werden diese aufgesucht und aufgelöst.

Ausführung:

- Nehmen Sie die Ausgangsstellung im Sitz oder Stand ein, sitzen Sie dabei so nah wie möglich an einer Wand.
- Legen Sie einen Ball zwischen Wand und Hinterkopf, schräg unterhalb Ihres Ohres. Halten Sie den Ball während der Übung mit der Hand fest. ①
- Üben Sie nun mit dem Kopf etwas Druck gegen den Ball aus und spüren Sie, ob Sie besonders schmerzhafte Stellen finden.
- Arbeiten Sie sich mit dem Ball Stück für Stück weg vom Ohr, bis Sie in der Mitte des Hinterkopfs oberhalb des Nackens angekommen sind. ② Wenn Sie Schmerzpunkte aufspüren, verweilen Sie hier mit Druck, bis die Schmerzen nachlassen.
- Wechseln Sie dann die Seite und bearbeiten Sie den anderen Nackenstrecker im Hinterkopfbereich.

Wiederholungen: Führen Sie die Übung je nach Bedarf mehrmals am Tag für etwa zwei Minuten aus.

Variante: Sollten während der Massage intensive Schmerzpunkte getastet werden, verbleiben Sie an dieser Stelle und bewegen Sie den Kopf vorsichtig unter Druck von rechts nach links.

Tipp: Ausstrahlungen hoch in den Kopf oder in den Schulter-Nacken-Bereich sind bei dieser Massagetechnik nicht selten und als unbedenklich einzustufen, ebenso wie Zunahme der Schmerzen zwei bis drei Tage nach der Behandlung.

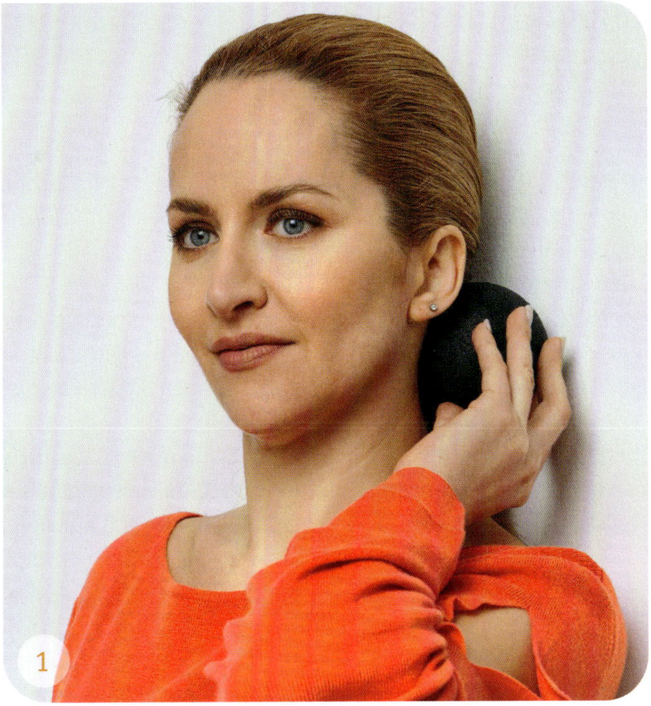

1

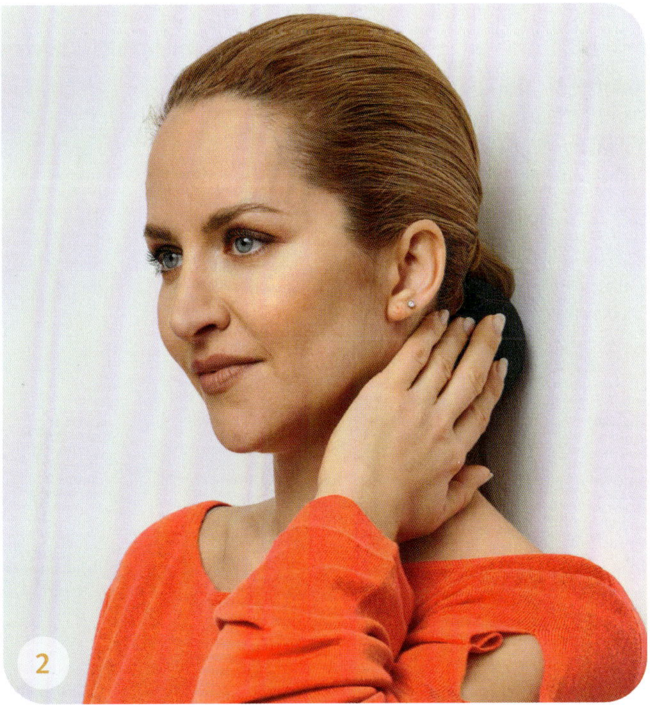

2

Kopfschmerzen Hinterkopf
Nickbewegung

Ziel: Schmerzen im Bereich von Nacken und Kopf können auch durch Blockierungen der oberen Halswirbelsäule entstehen. Sehr dominant ist hier der 1. Halswirbel (Atlas). Dieser kann bei Blockierungen Schwindel, Schmerzausstrahlungen und Verspannungen der gesamten Halswirbelsäule bewirken. Daher ist es ratsam, eine sanfte Mobilisation gezielt in die obere Halswirbelsäule zu leiten; so lassen sich die Einschränkungen aufheben und Mobilisation herstellen.

Ausführung:

- Nehmen Sie die erlernte Ausgangsstellung im Sitz oder Stand ein. Setzen Sie sich mit dem Rücken zur Wand und bringen Sie Po, Rücken und Kopfbereich flächig in Kontakt mit der Wand. (1) Vermeiden Sie ein Hohlkreuz.
- Ziehen Sie nun sanft das Kinn nach unten. (2) Achten Sie darauf, dass Ihr Hinterkopf stets in Kontakt mit der Wand bleibt. Wiederholen Sie diese kleinen Nickbewegungen mehrmals ohne jegliche Anstrengungen.

Wiederholungen: Wiederholen Sie die Übung dreimal mit jeweils fünfzehn Nickbewegungen.

Variante: Als Steigerung führen Sie die Übung ohne die Hilfsposition an der Wand durch. Setzen Sie sich also ohne Rückenlehne auf einen Stuhl oder den Boden und legen Sie den Fokus dadurch noch mehr auf die aufrechte Haltung. Achten Sie stets drauf, dass die Bewegung nur durch die Nackenmuskulatur erfolgt, der Kopf aber stabil bleibt.

Tipp: Häufig ist während der Übung eine Anspannung der vorderen Halspartie zu beobachten. Dies sollte vermieden werden! Versuchen Sie, die Übung ganz entspannt und mit weichen Nickbewegungen durchzuführen.

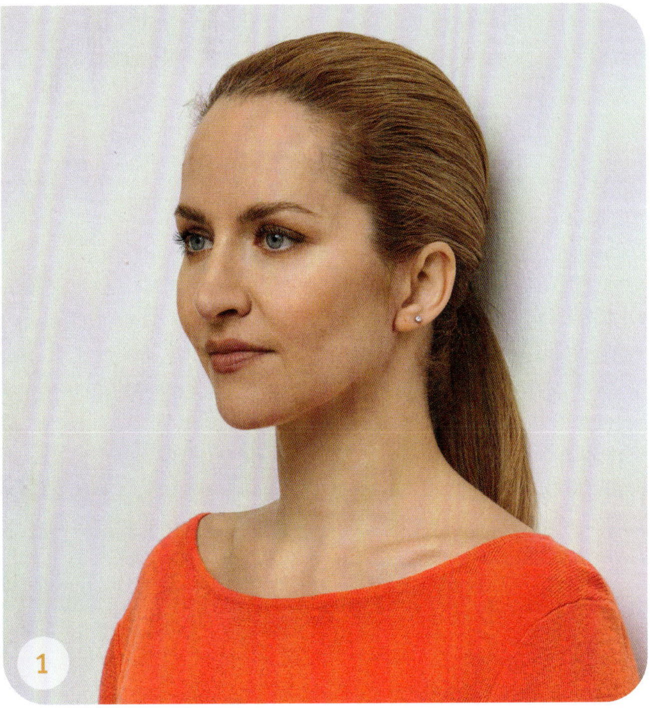

1

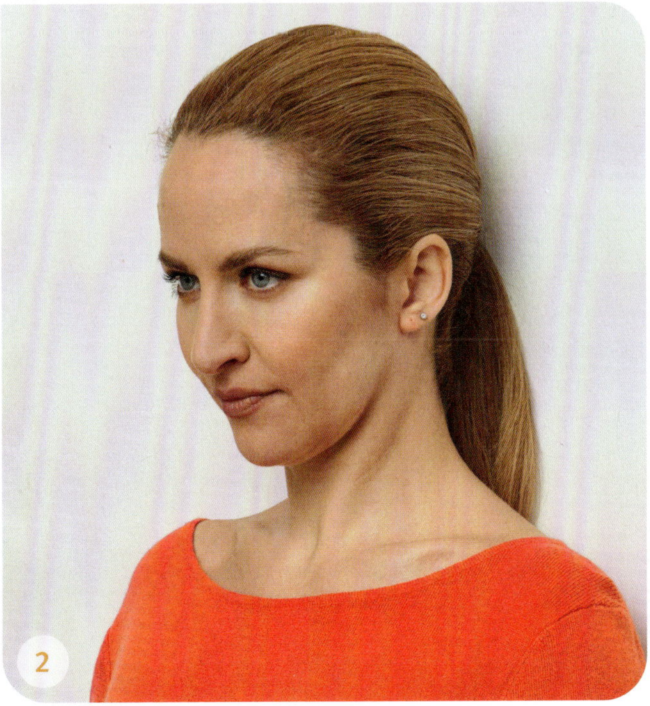

2

Kopfschmerzen Hinterkopf
Dehnung Nackenmuskulatur

Ziel: Durch die Verspannungen der kurzen Nackenmuskeln entstehen Schmerzpunkte und Ausstrahlungsgebiete am gesamten hinteren Kopfbereich. Die Bewegungen der Halswirbelsäule werden dadurch eingeschränkt und die vorgeschobene Kopfposition wird durch eine Verkürzung der Muskeln noch verstärkt. Deswegen ist es empfehlenswert, neben der Massage mit dem Ball die Nackenmuskeln zusätzlich auch zu dehnen, damit die aufrechte Position entlastet und wiederhergestellt werden kann.

Ausführung:

- Nehmen Sie die Ausgangsstellung im Sitz oder Stand ein. Setzen Sie sich mit dem Rücken zur Wand und bringen Sie Po, Rücken und Kopfbereich flächig in Kontakt mit der Wand. Vermeiden Sie ein Hohlkreuz.
- Ziehen Sie nun sanft das Kinn nach unten und halten Sie diese Stellung. (1)
- Bewegen Sie dann Ihre Augen für zehn Sekunden maximal nach oben, versuchen Sie währenddessen, den Kopf still zu halten. (2)
- Danach bewegen Sie die Augen für zehn Sekunden maximal nach unten und verstärken dabei das Heranziehen des Kinns minimal. (3)

Wiederholungen: Führen Sie die Übung fünfmal aus.

Variante: Als Steigerung führen Sie die Übung ohne das Anlehnen an der Wand durch. Halten Sie einfach eine aufrechte Position im Rücken bei und beachten Sie, dass die Bewegung nur aus der Nackenmuskulatur heraus erfolgt.

Tipp: Häufig ist während der Übung ein zu starkes Heranziehen des Kinns zu beobachten. Das sollte vermieden werden! Versuchen Sie, die Übung ganz entspannt und mit minimalen Nickbewegungen durchzuführen.

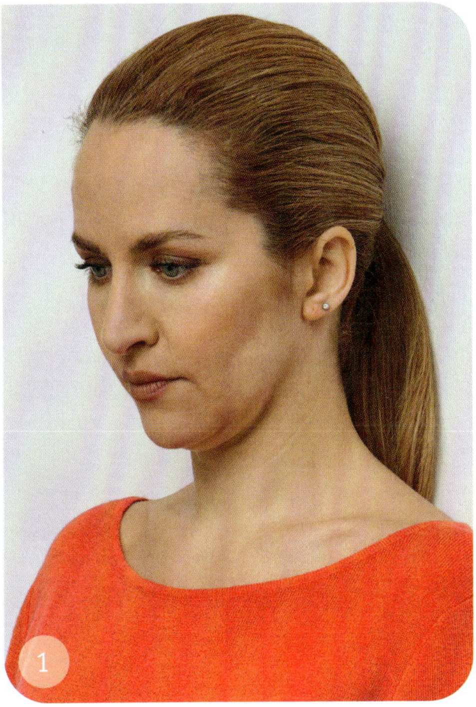
1

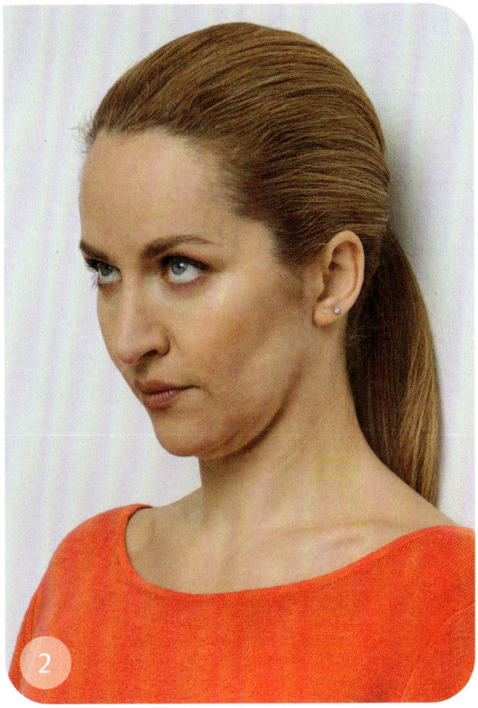
2

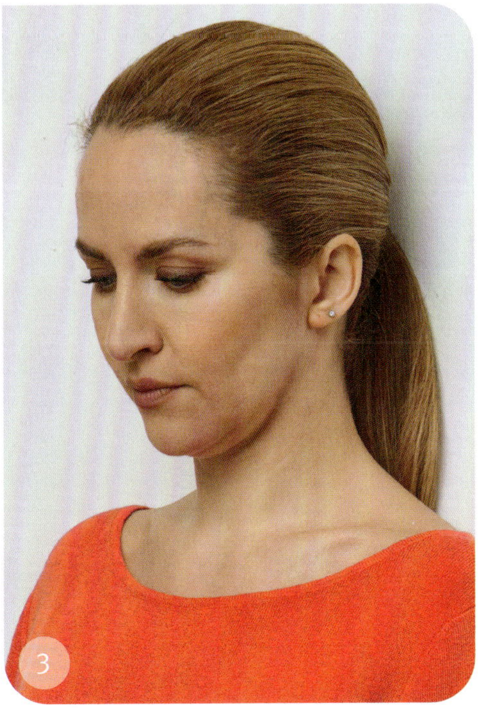
3

Kopfschmerzen Schläfenbereich
Massage des Schläfenmuskels

Ziel: Der Schläfenmuskel neigt zu Verspannungen, die oft durch Pressen, Kaugummikauen und Fehlhaltungen hervorgerufen werden. Diese Verspannungen werden häufig als Schläfenkopfschmerz wahrgenommen. Durch die Massagetechnik und Dehntechniken (siehe Dehnungen) werden sie gelöst und Entspannung kann eintreten.

Ausführung:

- Nehmen Sie die aufrechte Haltung im Sitz oder Stand ein. Legen Sie Ihre Hände mit gebeugten Fingern auf die jeweilige Kopfseite.
- Beginnen Sie die Massage an den Schläfen, etwa zwei Zentimeter von den Ohren entfernt. (1) Lösen Sie einen tiefen und intensiven Druck an den Schläfen aus und führen Sie die Massage kreisförmig aus.
- Bewegen Sie Ihre Hände nun oberhalb des Ohres entlang und anschließend nach hinten in Richtung Hinterkopf (2), immer etwa zwei Zentimeter vom Ohr entfernt.

Wiederholungen: Diese Übungen führen Sie je nach Bedarf mehrmals am Tag für etwa zwei Minuten aus.

Variante: Sollten während der Massage intensive Schmerzpunkte getastet werden, verbleiben Sie an dieser Stelle nur mit Druck (kein Kreisen und keine Bewegungen), bis der Schmerz etwas nachlässt.

Tipp: Achten Sie während der Übung darauf, die Zähne nicht aufeinanderzupressen, die Zahnreihen sollten leichten Abstand halten.

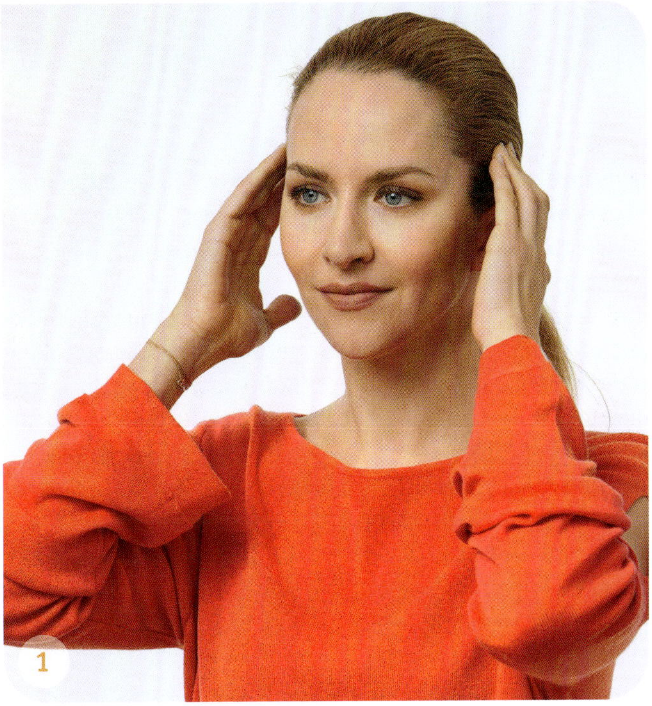

1

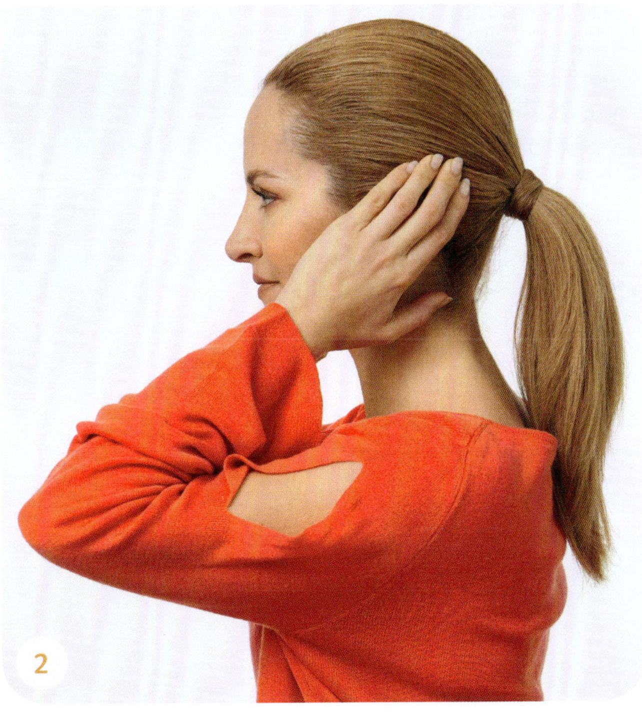

2

Kopfschmerzen Schläfenbereich
Triggerpunkte Musculus trapezius

Ziel: Der große Trapezmuskel, der Musculus trapezius, kann erhebliche Verspannungen entwickeln. Durch gleichbleibende Sitzpositionen werden häufig die Schultern hochgezogen, der Kopf wird vorgeschoben und der Rücken gekrümmt. Der Musculus trapezius verkürzt in diesen Positionen und kann schmerzhafte Stellen und verklebte Muskelfasern entwickeln. Diese Schmerzpunkte strahlen in den Ohr- und Schläfenbereich aus. Durch die Behandlung mittels Druck werden die Abfallprodukte der Muskelzellen abtransportiert und neue Nährstoffe zur Regeneration zugeführt. Somit können sich die verklebten Muskelfasern voneinander lösen.

Ausführung:

- Nehmen Sie die Ausgangsstellung im Stand ein.
- Legen Sie Ihre Finger auf das äußere Ende des Trapezmuskels. (1) Tasten Sie mit festem Druck in den Muskel hinein und suchen Sie nach Schmerzpunkten, die intensiven Schmerz oder Ausstrahlung verursachen. Sollten Sie diese Punkte entdeckt haben, kreisen Sie mit starkem Druck auf dieser Stelle, bis der Schmerz etwas nachlässt.
- Arbeiten Sie sich langsam am Muskel entlang (2) und behandeln Sie dann den anderen Schulterbereich mit der anderen Hand.

Wiederholungen: Führen Sie die Übung je nach Bedarf mehrmals am Tag für etwa zwei Minuten aus.

Variante: Sollten während der Massage Triggerpunkte mit Ausstrahlung in den Ohren-, Kopf- oder Schläfenbereich getastet werden, lassen Sie sich nicht abhalten, den Muskel weiterhin zu bearbeiten.

Tipp: Nach der Triggerpunktmassage sollten Sie direkt eine Dehnung des Nervus accessorius durchführen, um zusätzlich noch mehr Bewegungsfreiheit zu gewinnen.

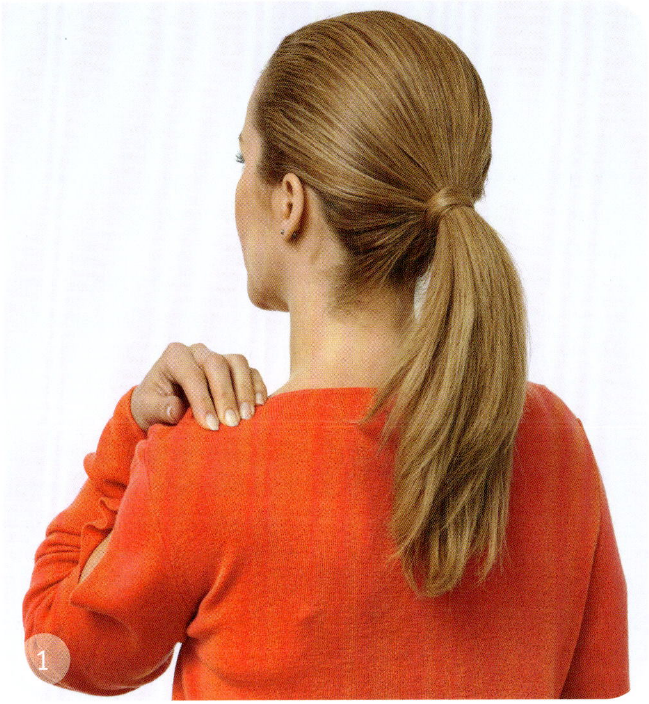

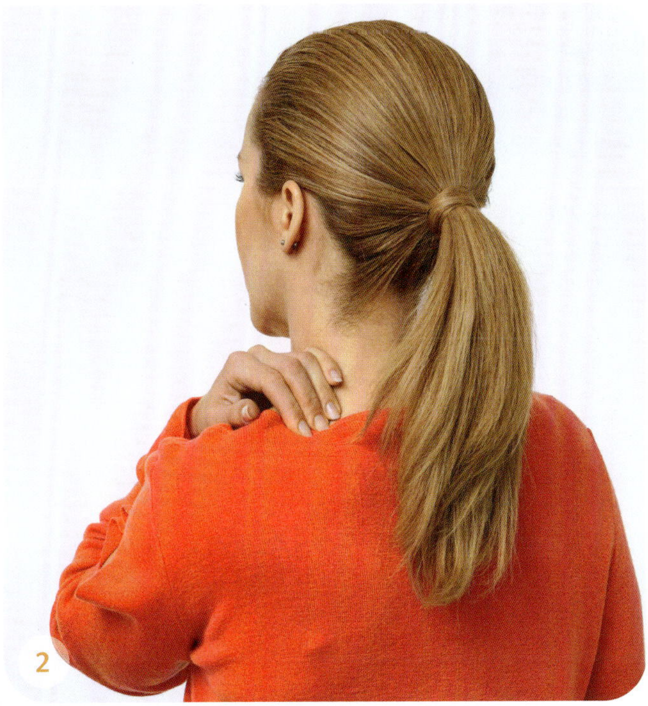

Kopfschmerzen Schläfenbereich
Ohrenmassage

Ziel: Viele spüren bei Kopfschmerzen auch Spannungen an den Ohren. Diese entstehen teilweise durch Operationen (z. B. Anlegen der Ohren), oftmals aber durch das permanente Tragen von Brillen oder Masken, was Druck am unteren Ast des Nervus trigeminus, dem N. auricotemporalis, hervorrufen kann. Durch eine Massage der beiden Ohren können diese Schmerzen beseitigt werden.

Ausführung:

- Nehmen sie die erlernte Ausgangsstellung im Sitz oder im Stand ein. Greifen Sie mit Ihren Händen an das gleichseitige Ohr.
- Ziehen Sie nun die Ohren leicht vom Kopf weg und achten Sie auf Spannung. (1) Ziehen Sie dann beide Ohren etwas nach unten und achten Sie auch hier wieder auf Spannung. (2) Abschließend schieben Sie die Ohren wieder nach oben. (3)
- Wenn Sie eine ausgeprägte Spannung in einem Ohr oder in eine oder mehrere Richtungen bemerkt haben, ziehen Sie zusätzlich in kleinen Zügen in diese Richtung. (4)

Wiederholungen: Wiederholen Sie die Massage zehnmal.

Variante: Als Steigerung können Sie die Bewegung flüssiger und kreisender ausführen. Achten Sie auch hier immer auf einen leichten Zug am Ohr.

Tipp: Bei dieser Übung sollte das Ziel die Symmetrie der Spannung auf beiden Ohren sein. Sollten Sie Spannung vermehrt auf einem Ohr bemerken, richten Sie den Fokus vorerst auf dieses Ohr.

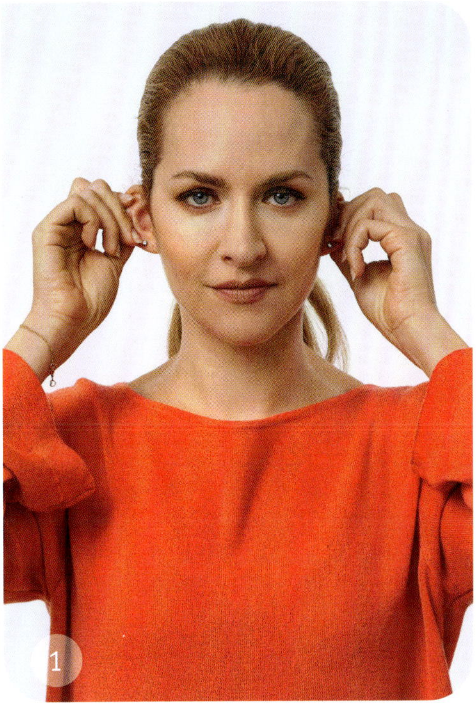
1

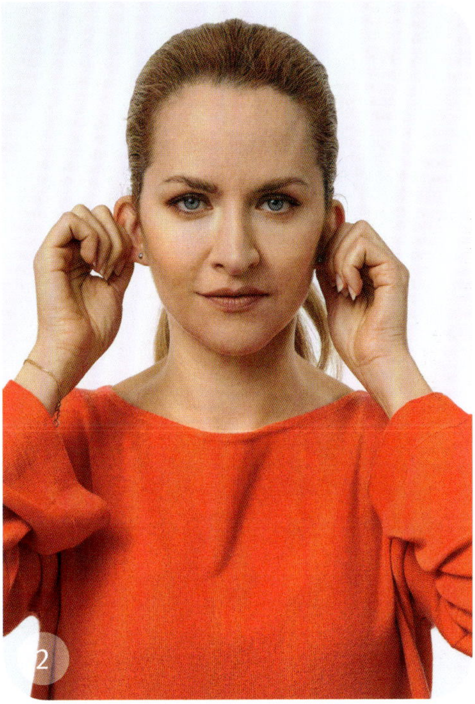
2

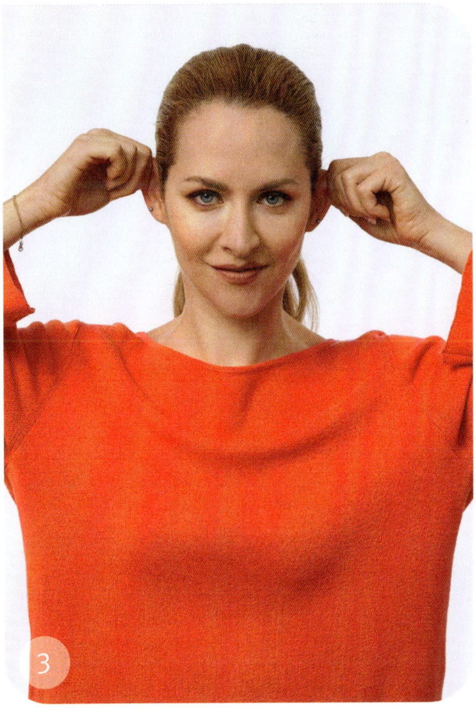
3

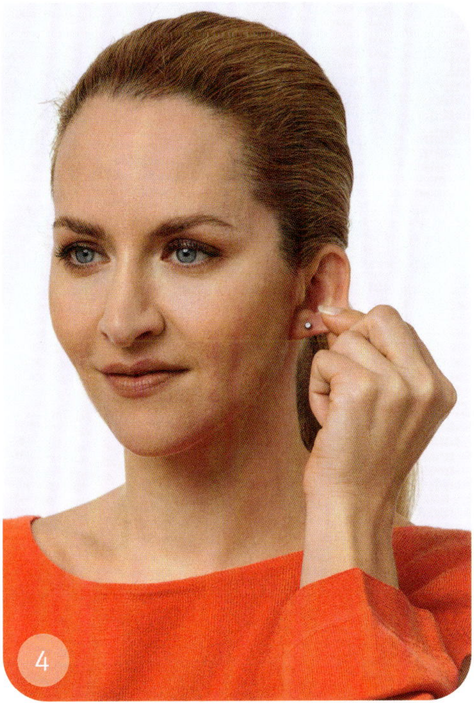
4

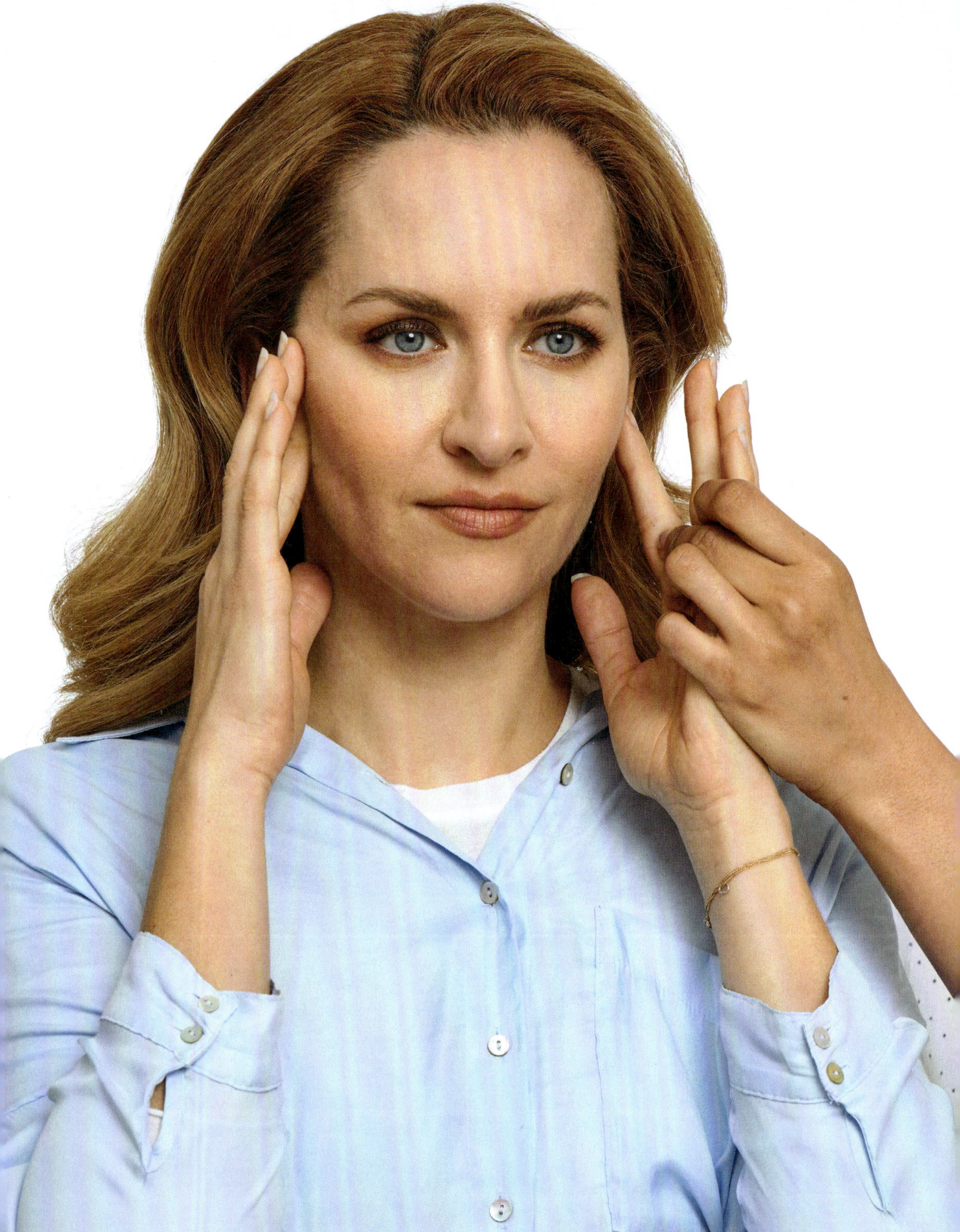

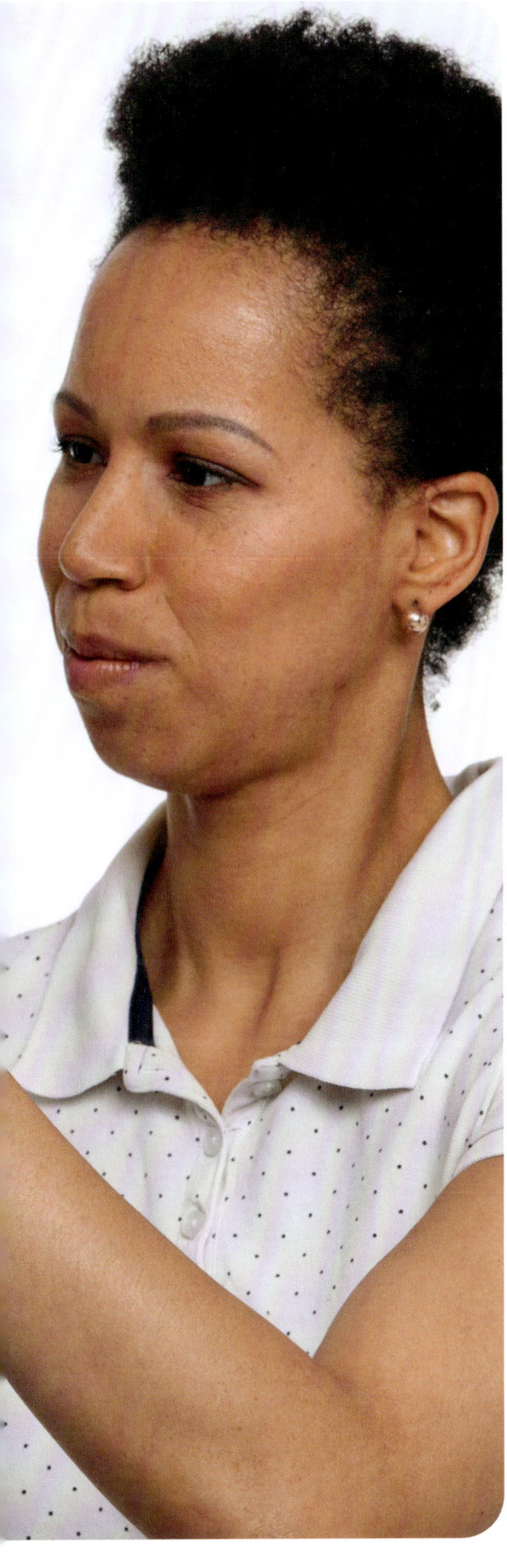

Spezielle Übungen – Kieferknacken

Geräusche im Kiefer können verschiedene Ursachen haben. Im Kapitel »Anatomie und Symptome« werden diese ausführlich geschildert. Bei einem laut hörbaren Kieferknacken gehen wir von einer Diskusverlagerung aus. Das Kiefergelenk bewegt sich bei einer Mundöffnung normalerweise zuerst in einer Rollbewegung. Bei einer Diskusverlagerung ist dies nicht mehr gegeben und die Bewegung erfolgt unkoordiniert und ohne das entsprechende Rollen. Durch die Übung wird dies wieder forciert.

Kieferrollen

Ziel: Die effektivste Übung gegen Kieferknacken ist das Kieferrollen. Durch den geführten Ablauf der Mundöffnung lernt der Kieferkopf, bei Kieferbewegungen in entspannten Bahnen zu rollen. Dadurch wird der Druck im Gelenk reduziert und der Diskus hat mehr Platz für seine Position.

Ausführung:

- Nehmen Sie die Ausgangsstellung im Sitz oder im Stand ein. Legen Sie die Fingerkuppen Ihrer Zeigefinger direkt neben das jeweilige Ohr, also auf das Kiefergelenk. (1)
- Nun öffnen Sie den Mund. (2) Kontrollieren Sie dabei, ob sich eine Seite des Kiefergelenks früher, verstärkt nach außen oder schneller bewegt als die andere.
- Platzieren Sie dann Ihre Zunge oben am Gaumen und öffnen Sie Ihren Mund so weit, dass sich beide Kiefergelenke bei der Bewegung unter den Zeigefingern synchron fühlen. (3) Bei der Bewegung sollte es nirgendwo knacken und es sollten keine Asymmetrien entstehen. Falls doch, reduzieren Sie die Weite der Mundöffnung.

Wiederholungen: Wiederholen Sie die Mundöffnung 15-mal.

Variante: Als Steigerung führen Sie die Übung nach ein paar Wochen ohne die Kontrolle durch die Zeigefinger aus.

Tipp: Nach ein paar Wochen werden Sie eine Zunahme der Mundöffnung ohne Knacken bemerken. Haben Sie Geduld!

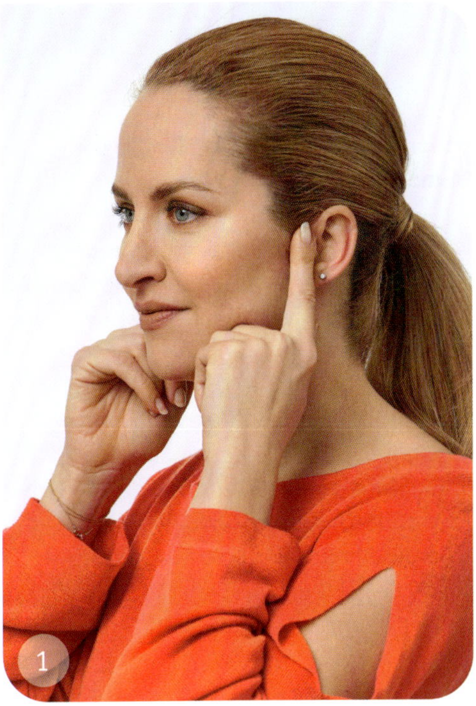
1

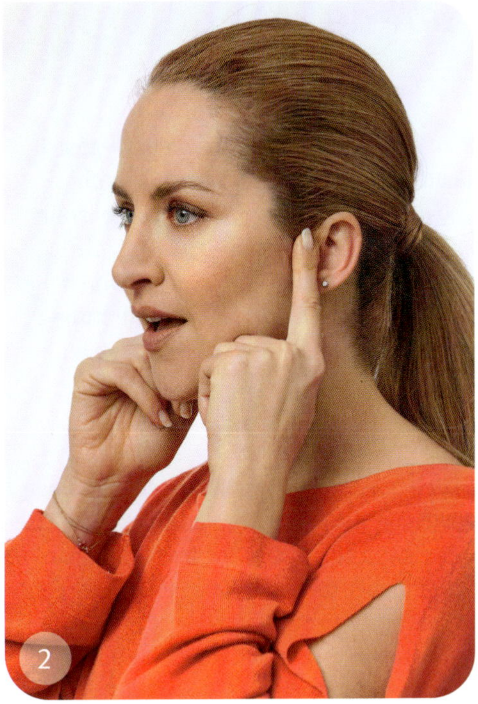
2

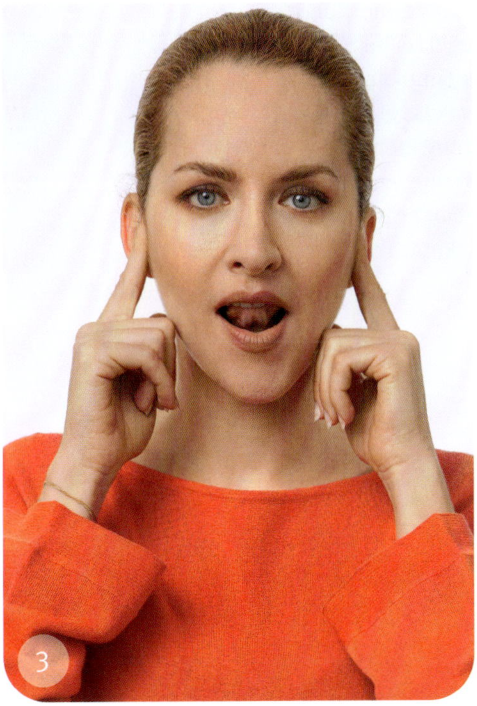
3

Gerade Mundöffnung

Ziel: Bei einem Kieferknacken bewegt sich der Kiefer bei der Mundöffnung häufig von der Mittelinie weg. Die Ursache ist im entsprechenden Kiefergelenk – der Verlagerung in der Position – zu suchen. Durch die Ansteuerung einer geraden Mundöffnung wird das Kiefergelenk trainiert, sich in physiologischen Bahnen zu bewegen.

Ausführung:

- Stellen Sie einen Spiegel vor sich und nehmen Sie die aufrechte Haltung im Sitz oder im Stand ein. Malen Sie, beispielsweise mit Lippenstift oder Kajal, eine senkrechte Linie auf den Spiegel. 1
- Positionieren Sie sich nun so vor dem Spiegel, dass sich die Lippen Ihres Spiegelbilds mittig auf dieser Linie befinden. Nun öffnen Sie langsam und koordiniert den Mund und achten darauf, dass Ihr Kiefer/Mund mittig auf der Linie bleibt und nicht zu einer Seite abweicht. 2
- Sollten Sie eine Abweichung bemerken, stoppen Sie die Mundöffnung an dieser Stelle und wiederholen Sie die Mundöffnung vorerst nur bis zu dieser Position.

Wiederholungen: Wiederholen Sie die Mundöffnung 15-mal.

Variante: Als Steigerung führen Sie die Übung ohne Spiegel aus, um Ihre Wahrnehmung der geraden Mundöffnung noch mehr zu schulen.

Tipp: Haben Sie Geduld! Bevor Sie eine Zunahme der Weite oder eine geradere Mundöffnung bemerken werden, wird sich zuerst das Knacken reduzieren, dann erst wird die Symmetrie verbessert. Jedoch braucht es Zeit und beständiges Wiederholen der Übung.

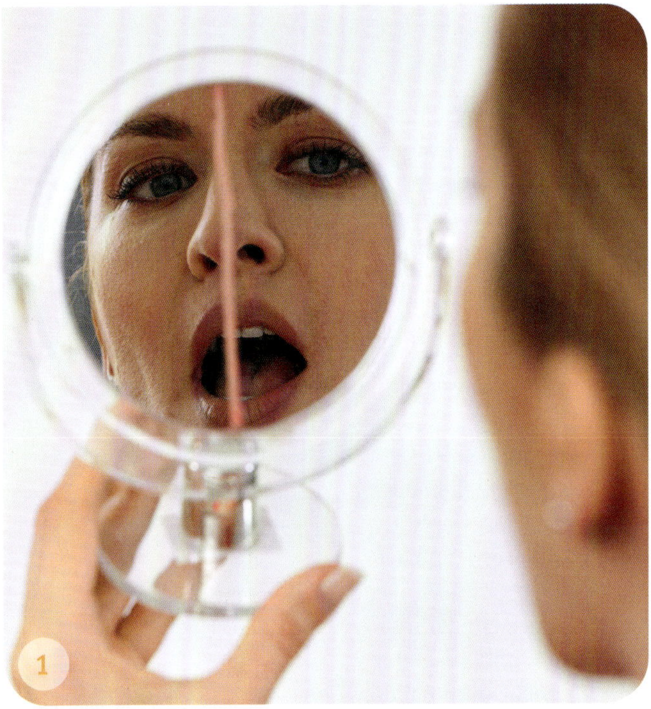

1

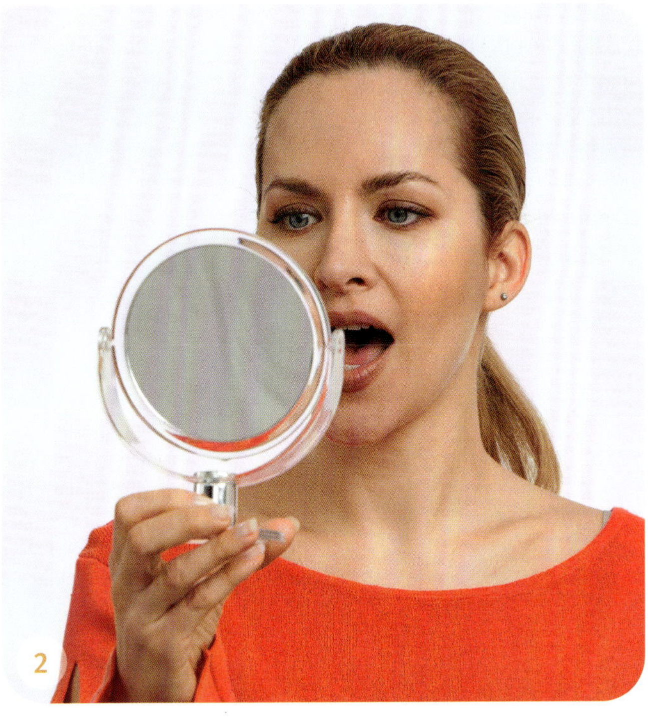

2

Seitliches Schieben einseitig

Ziel: Beim Kieferknacken ist oftmals nur ein Kiefergelenk betroffen, selten beide. Daher kann das einseitige Schieben für eine Verbesserung der Kieferbeweglichkeit im entsprechenden Gelenk sorgen.

Ausführung:

- Nehmen Sie die erlernte Ausgangsstellung im Sitz oder Stand ein.
- Knackt meist eher Ihr rechtes Kiefergelenk, erfolgt das einseitige Schieben nach rechts. Knackt das linke Kiefergelenk, erfolgt die Bewegung entsprechend nach links.
- Platzieren Sie nun Ihren Zeigefinger mit etwas Druck seitlich am Kinnbereich der knackenden Seite. Öffnen Sie minimal den Mund und schieben Sie den Unterkiefer sanft nach gegen den Druck des Zeigefingers. 1, 2 Achten Sie darauf, kein Knackgeräusch auszulösen.

Wiederholungen: Führen Sie die Übung dreimal mit jeweils zehn Schiebebewegungen aus.

Variante: Als Steigerung können Sie die Bewegungen auch nach vorn ausführen.

Tipps: Laute und hörbare Knackgeräusche sollten unbedingt vermieden werden, leise Reibegeräusche hingegen dürfen Sie ignorieren.

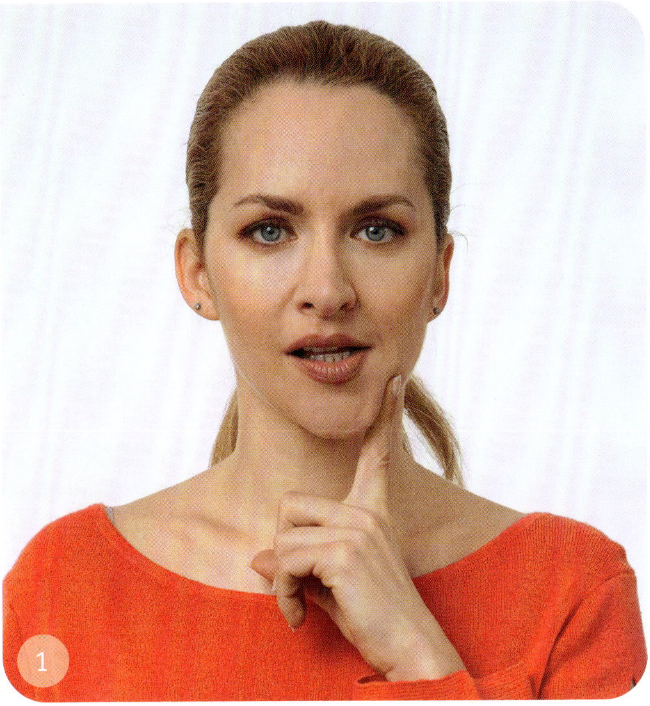
1

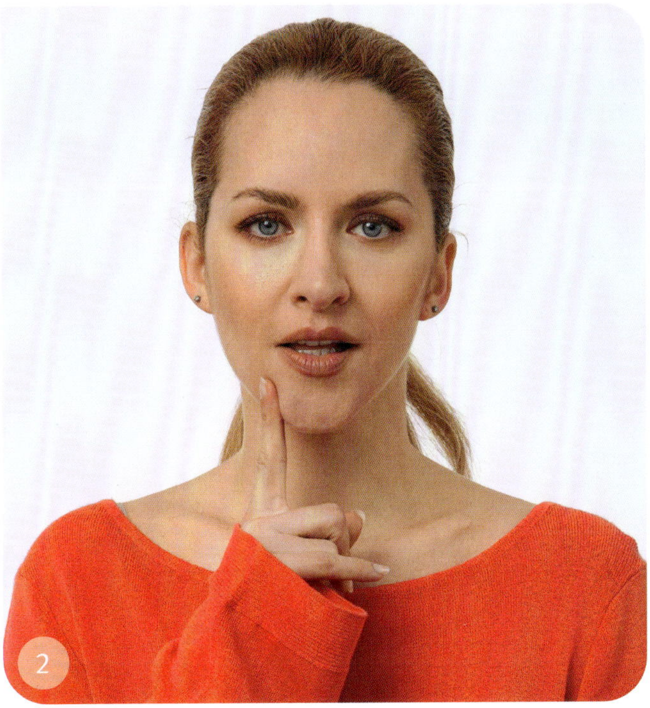
2

Kieferstabilisation mit Mundöffnung

Ziel: Bei dieser Übung wird Druck von außen benutzt, um den Kiefer anzusteuern. Durch die Richtungswechsel werden nahezu alle Muskeln benutzt und müssen lernen, miteinander zu kommunizieren. Diese Stabilisation ist essenziell, um Kieferknacken zu vermeiden oder zu beheben.

Ausführung:

- Nehmen Sie die aufrechte Haltung im Sitz oder Stand ein.
- Legen Sie Ihre locker zur Faust gefalteten Hände an die jeweilige Gesichtshälfte neben das Kinn. Beugen Sie dafür die Zeigefinger leicht und umschließen Sie das Kinn, die Daumen platzieren Sie sie unterhalb der Kinnspitze rechts und links. 1
- Öffnen Sie den Mund weit und üben Sie mit den Händen Druck gegen das Kinn aus, mal nach unten, mal nach oben. 2 Ihr Kiefer sollte dabei fest in der Mitte bleiben und sich keineswegs bewegen.

Wiederholungen: Führen Sie die Übung fünfmal für jeweils zehn Sekunden aus.

Variante: Versuchen Sie, die Richtungen relativ schnell zu wechseln, um die Koordination der Kaumuskeln zu verbessern.

Tipp: Erwidern Sie mit dem Kiefer nur so viel Druck gegen die Hände, wie ihnen entgegengebracht wird. Geben die Hände viel Druck, reagiert der Kiefer mit wenig Druck, wenden Sie mehr Kraft an, erwidert der Kiefer mit wenig Kraft.

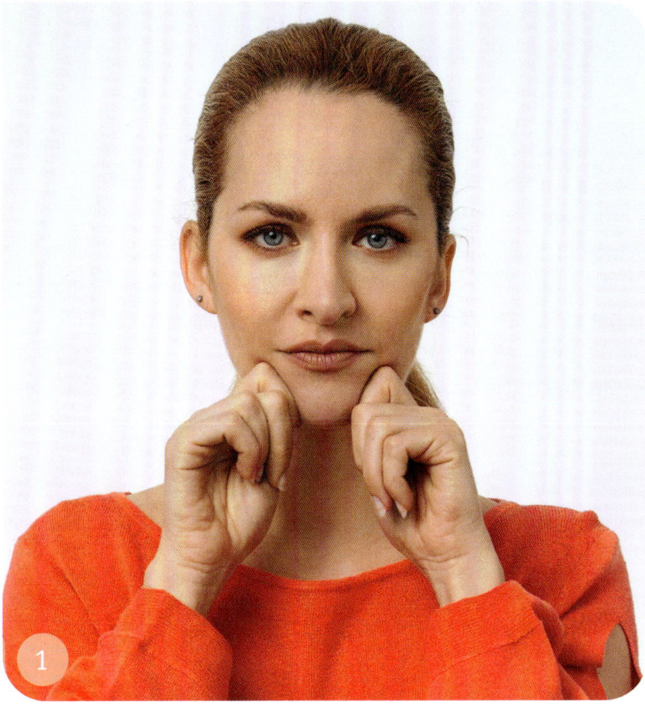
1

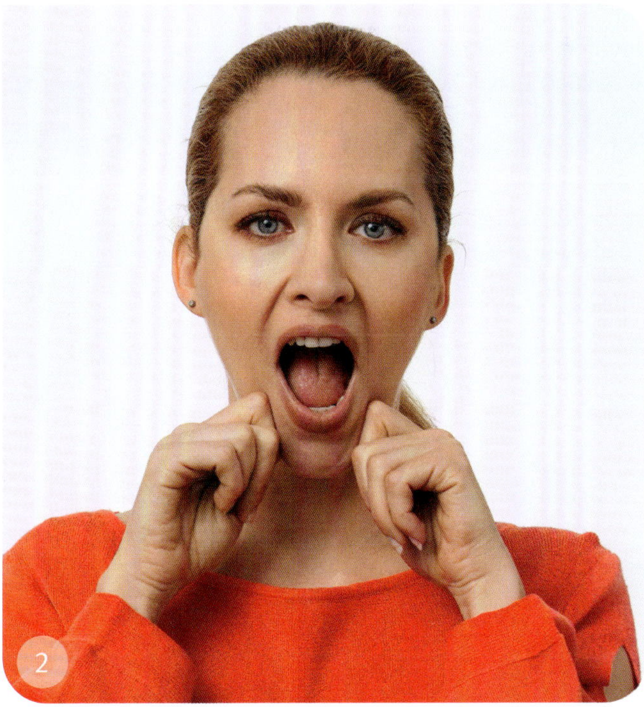
2

Traktion

Ziel: Gelenke können mit einem Zug von außen bearbeitet werden. Diese Behandlung wird gewählt, um einerseits Stoffwechselvorgänge in der Gelenkkapsel anzuregen, und anderseits, um die Gelenkflächen etwas voneinander zu trennen. Das ist für den Diskus hilfreich, um in die entspannte Lage zurückzufinden. Um den Zug aufzubauen, wird bei dieser Übung ein Holzspatel verwendet.

Ausführung:

- Nehmen Sie die Ausgangsstellung im Sitz oder Stand ein.
- Falls Sie ein Kiefergeräusch rechts wahrnehmen, legen Sie den Holzspatel auf die rechte untere Zahnreihe. Tritt das Geräusch eher im linken Kiefer auf, entsprechend auf die linke Zahnreihe.
- Schließen Sie nun den Mund und bringen Sie die Zahnreihen aufeinander und beißen Sie leicht auf den Spatel. Ziehen Sie dann etwas am Spatel. Zu Beginn ziehen Sie mit wenig Kraft, dann steigern Sie den Zug. Versuchen Sie, den Spatel mit den Zahnreihen festzuhalten und nicht aus dem Mund herausziehen zu lassen.

Wiederholungen: Wiederholen Sie die Zugbewegung 15-mal.

Variante: Je mehr Sie am Spatel ziehen, desto mehr müssen die Zähne dagegenhalten und aufeinanderbeißen.

Tipp: Achten Sie darauf, den Spatel ganz fest zu halten, sodass er sich kein Stück in Ihrem Mund bewegen kann.

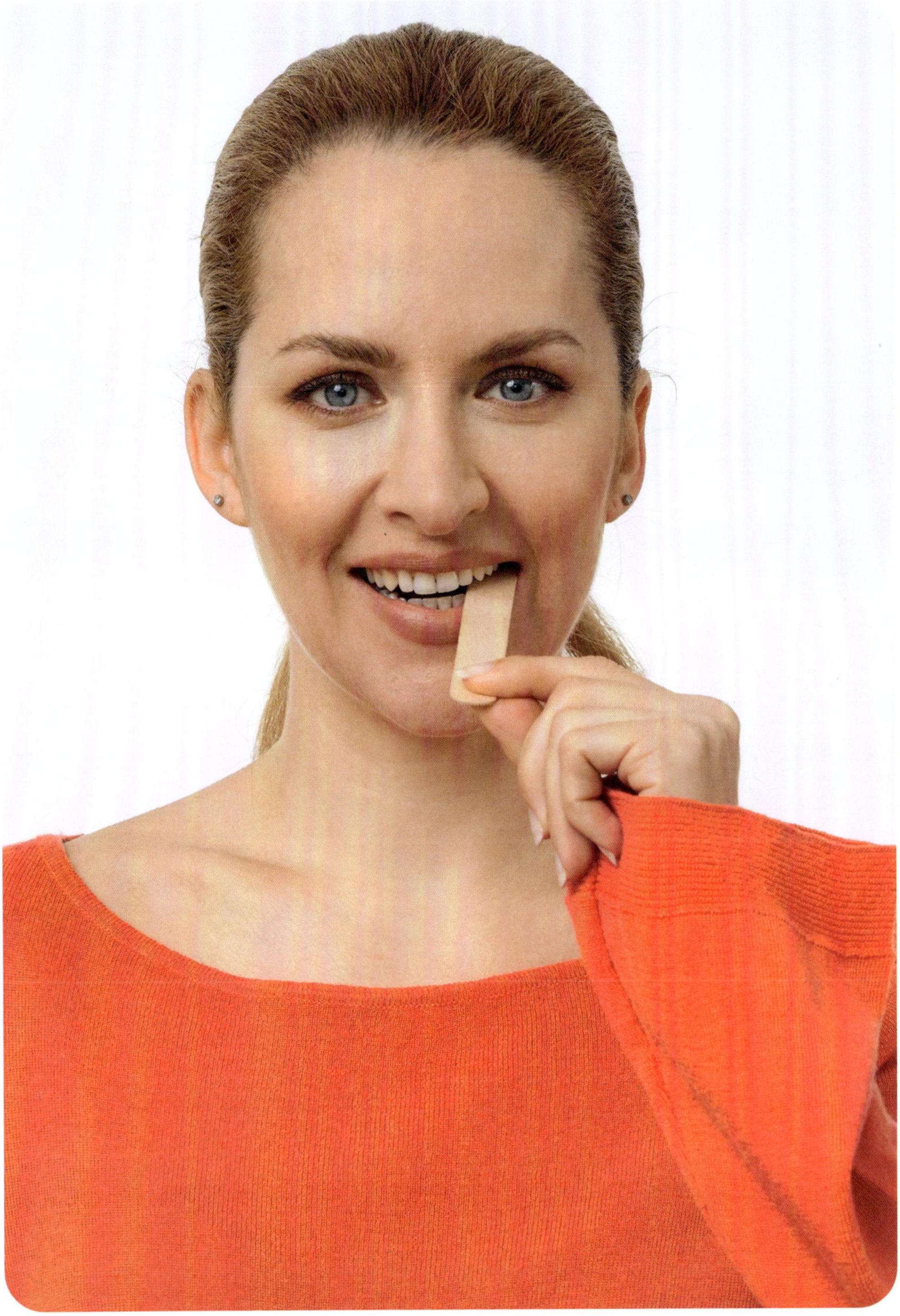

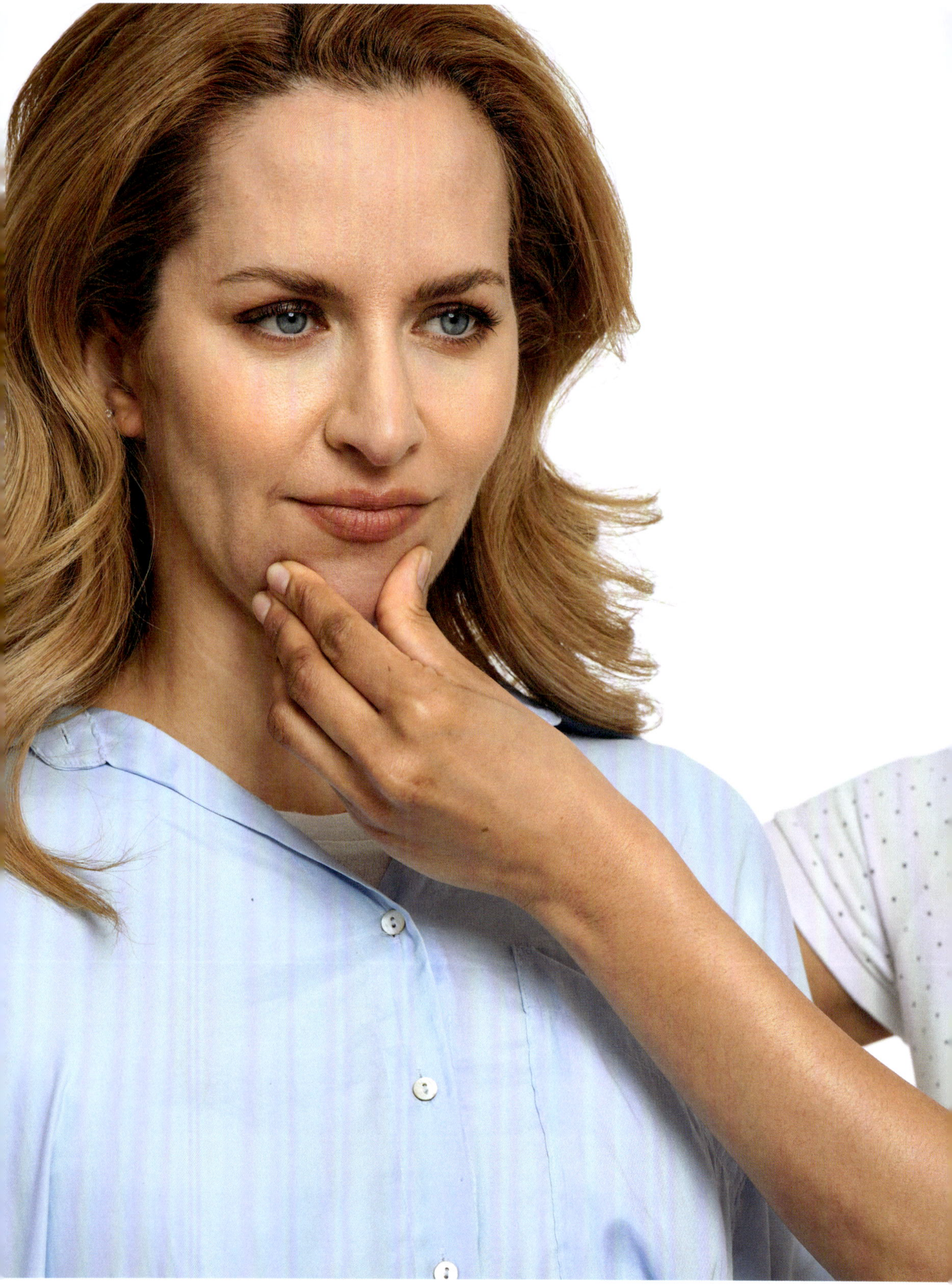

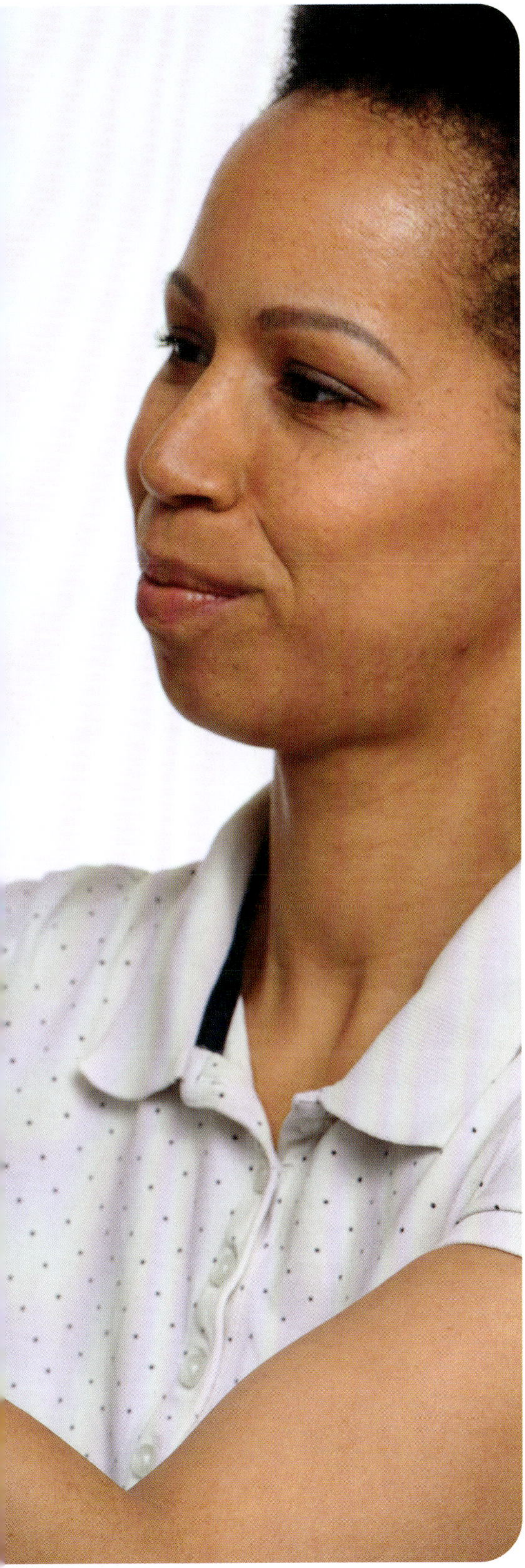

Spezielle Übungen – Schmerzen der Halswirbelsäule

Schmerzen, Einschränkungen, Verspannungen wie Instabilitäten der Halswirbelsäule sind nicht selten. Bei circa 30 % der CMD Patienten wird eine Beteiligung der Halswirbelsäule festgestellt. Dies ist nicht verwunderlich, da Muskeln, Faszien und Nerven den Kiefer- und HWS-Bereich funktionell verbinden. Ebenso können Verletzungen, Schleudertraumen oder Gehirn Erschütterungen aus der Vergangenheit eine Rolle bei der Schmerzentwicklung spielen. Sollten Verspannungen, Einschränkungen oder Instabilitäten bei ihnen der Fall sein, beginnen sie mit je einer Übung für den Kiefer (Entspannung, Mobilität, Stabilität), dann mit 1–2 Übungen von den Übungen gegen Kopfschmerzen am Hinterkopf als Vorbereitung. Im Anschluss führen Sie die folgenden Übungen durch.

Dehnung des Nervus accessorius

Ziel: Bei Nackenverspannungen und Schmerzen wird beständig der Musculus trapezius massiert, gedehnt und gewärmt. Da viele Übungen am Trapezmuskel ausgeführt werden, kennen ihn die meisten von Ihnen vermutlich schon. Die Dehntechniken am Trapezius sind grundsätzlich nicht falsch, bei chronischen Verspannungen jedoch häufig nicht gewinnbringend. Bei chronischen Verspannungen ist es jedoch ratsam, nicht nur den Musculus trapezius zu behandeln. Vielmehr gilt es, auch den dazugehörigen Nerv, den Nervus accessorius, zu untersuchen und zu mobilisieren. Durch die Nervendehnung kann dieser sich frei bewegen und den Musculus trapezius und den Musculus sternocleidomastoideus, den Kopfwender, besser in der Bewegung ansteuern.

Ausführung:

- Nehmen Sie die aufrechte Haltung im Stand ein.
- Neigen Sie nun Ihren Kopf zu einer Seite, Ihr Ohr neigt sich in Richtung Schulter. (1)
- Schieben Sie dann Ihren Kopf zusätzlich leicht nach vorn. (2)
- Als letzten Schritt ziehen Sie Ihre rechte Schulter nach hinten zur Wirbelsäule. (3) So sollte ein leichter Zug im Trapezius-Bereich spürbar sein. Halten Sie die Kopfposition aufrecht und bewegen die Schulter nach vorn (4) und wieder zurück zur Wirbelsäule. Wenn Sie kein Ziehen verspüren, überspringen Sie die Übung, denn dann ist dieser Nerv nicht übungsbedürftig.

Wiederholungen: Wiederholen Sie die Übung zehnmal zu jeder Seite.

Tipp: Sollte der ziehende Schmerz auf einer Schmerzskala von 0 bis 10 über 4 liegen, reduzieren Sie die Seitneige oder auch Vorbeuge des Kopfes etwas oder ziehen Sie die Schulter nicht so sehr nach unten, sodass sich die Schmerzen reduzieren.

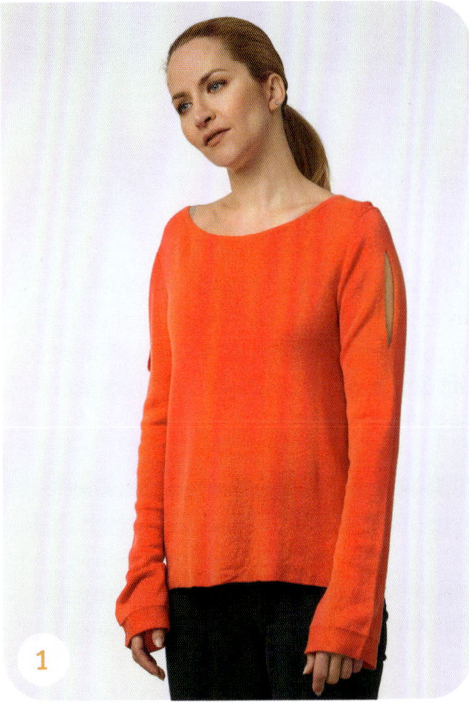
1

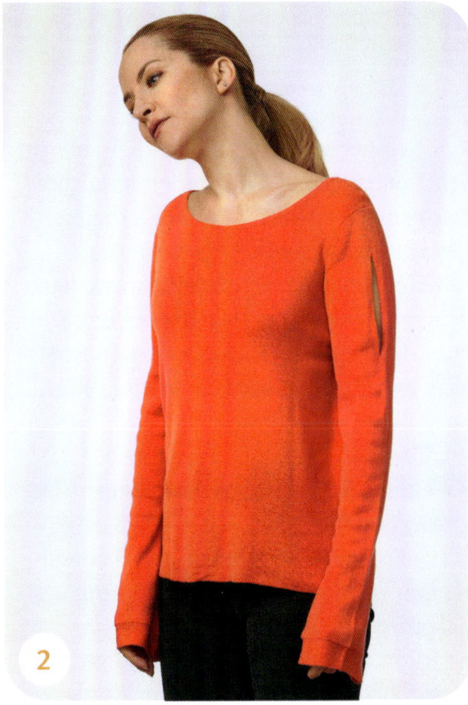
2

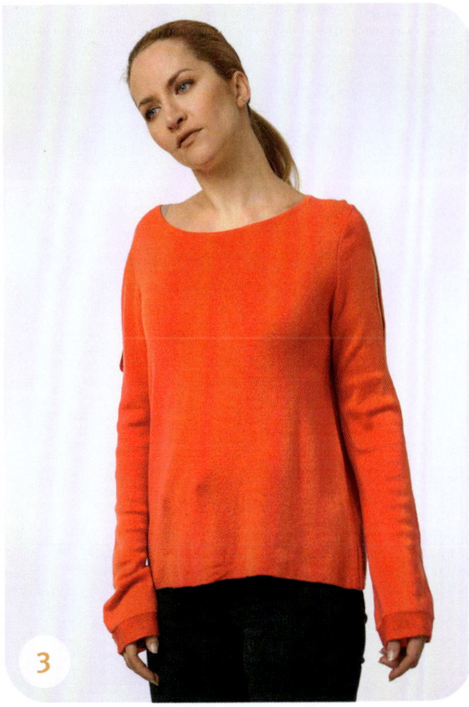
3

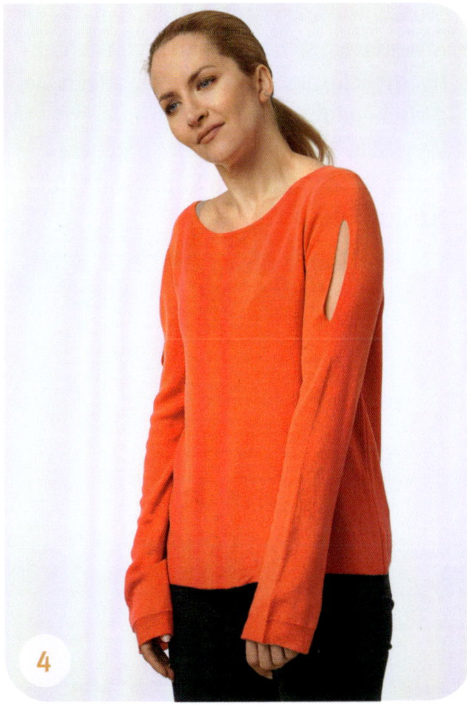
4

Triggerpunkte Kopfwender

Ziel: Schmerzen an der Halswirbelsäule, im Schläfenbereich und im vorderen Halsbereich entstehen häufig durch Verspannungen des Kopfwenders. Dieser sitzt zwischen Schädel und Schlüsselbein und kann Schmerzpunkte vom Hals übers Ohr bis hin zur Schläfe erzeugen. Durch die Druckmassage werden diese aufgesucht und gelöst.

Ausführung:

- Nehmen Sie die Ausgangsstellung im Sitz oder Stand ein
- Legen Sie den Zeigefinger und Daumen einer Hand von rechts und links um den Kopfwender-Muskel. (1)
- Drücken Sie nun die Finger zusammen und klemmen Sie den Muskel fest dazwischen. Mit diesem Druck bewegen Sie den Muskel von vorn nach hinten. (2)
- Arbeiten Sie sich kontinuierlich nach unten in Richtung Schlüsselbein, setzen Sie zwischendurch gern kurz ab.
- Wechseln Sie dann die Seite und bearbeiten Sie den anderen Kopfwender im Halsbereich.

Wiederholungen: Führen Sie die Übung je nach Bedarf mehrmals am Tag für etwa zwei Minuten aus.

Variante: Sollten während der Massage intensive Schmerzpunkte getastet werden, verbleiben Sie an dieser Stelle und bewegen Sie den Kopf vorsichtig unter Druck von rechts nach links.

Tipp: Ausstrahlungen hoch in den Kopf oder in den Schulter-Nacken-Bereich sind bei dieser Massagetechnik nicht selten und als unbedenklich einzustufen, ebenso wie Zunahme der Schmerzen zwei bis drei Tage nach der Behandlung.

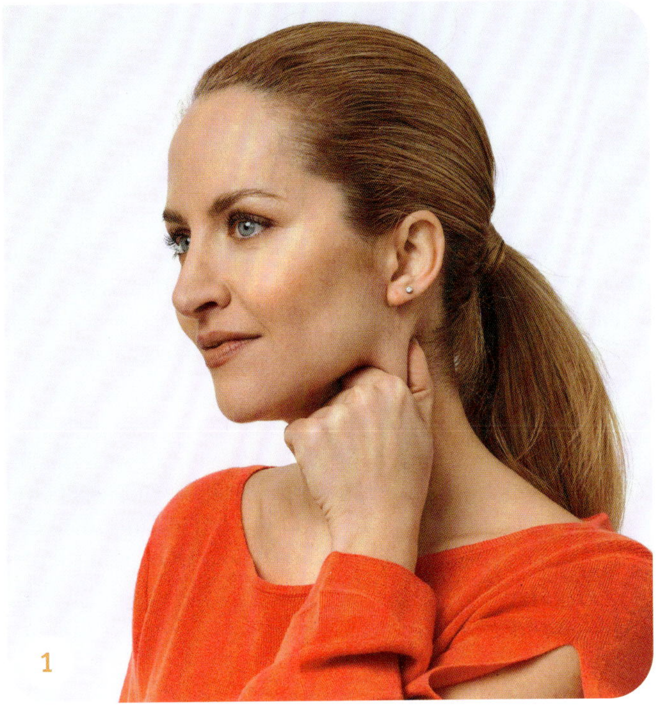

1

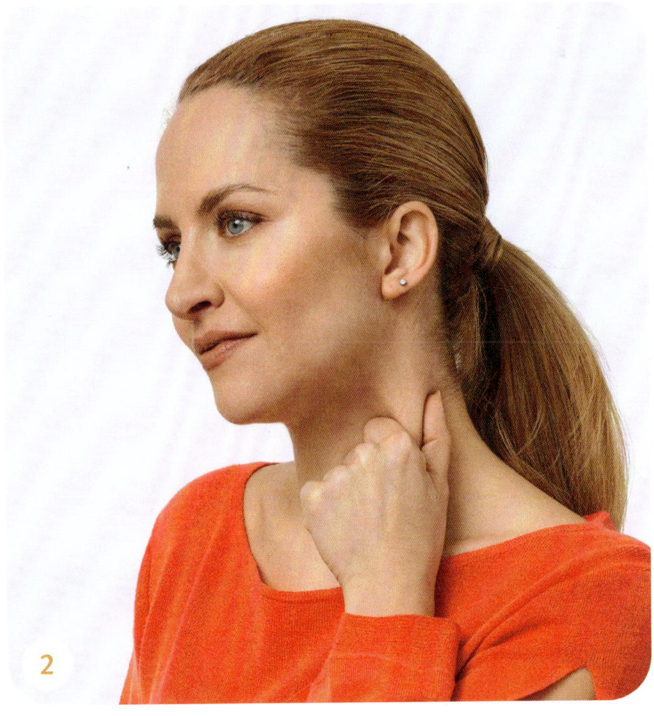

2

Mobilisation mit Drehung

Ziel: Einen wesentlichen Faktor für eine entspannte und stabile Halswirbelsäule stellt die Bewegung der einzelnen Wirbel dar. Erst durch eine vollkommene freie Beweglichkeit in den Gelenken ist es der Muskulatur möglich, Spannung zu lindern und somit Schmerzen zu reduzieren. Durch die folgenden Übungen wird die Halswirbelsäule in ihrer Mobilität verbessert.

Ausführung:

- Nehmen Sie die Ausgangsstellung im Sitz oder Stand ein.
- Drehen Sie nun den Kopf in der Horizontalen und mit geradem Kinn so weit wie möglich nach rechts. Verweilen Sie in der maximalen Dehnung für etwa zwei Sekunden. 1
- Drehen Sie den Kopf anschließend über die Mitte so weit wie möglich nach links und verweilen Sie auch hier für zwei Sekunden. 2
- Achten Sie darauf, die Bewegung maximal, jedoch ohne erhebliche Anstrengung auszuführen.

Wiederholungen: Führen Sie die Drehung zu jeder Seite zehnmal aus.

Variante: Als Steigerung können Sie, bevor Sie den Kopf zur Seite drehen, das Kinn in Richtung Brust ziehen (Doppelkinn) und den Kopf erst dann bewegen. 3

Tipp: Beachten Sie, dass diese Übung die Mobilisierung zum Ziel hat, nicht die Dehnung. Verweilen Sie deswegen immer nur für kurze Zeit am maximalen Drehpunkt, es soll nicht zu viel Dehnung entstehen.

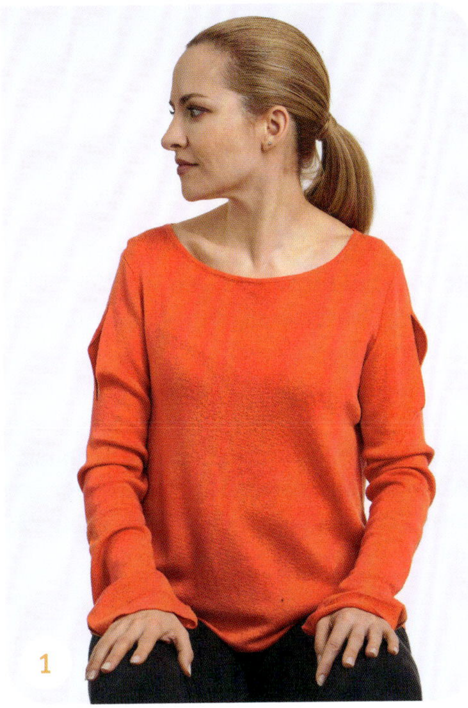
1

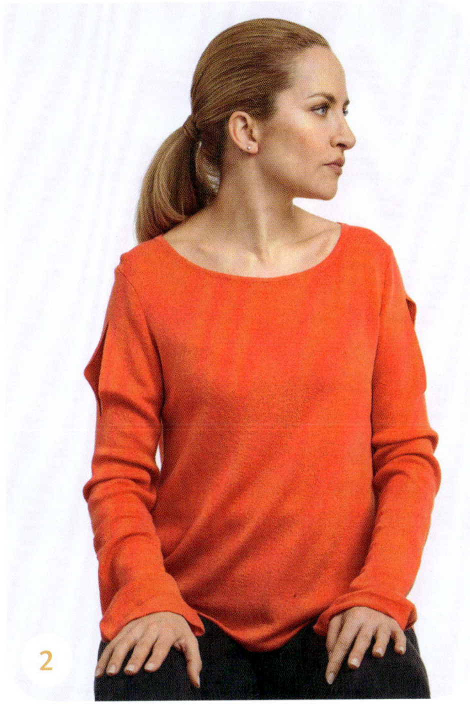
2

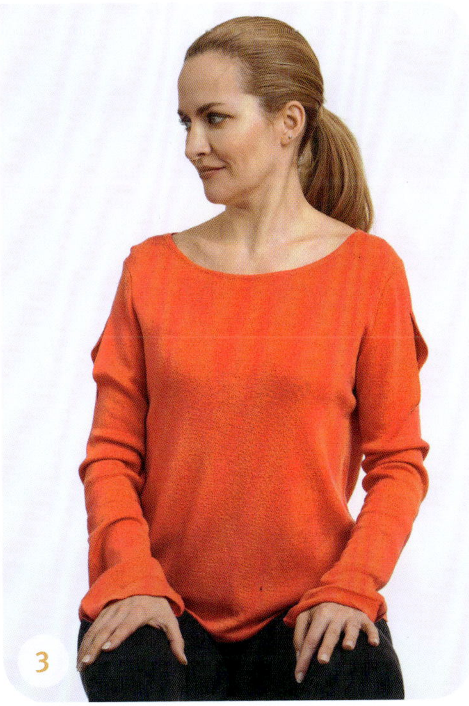
3

Mobilisation mit Seitneige

Ziel: Ebenso wirksam wie die Seitdrehung ist die Seitneige. Auch so wird die Mobilität der Halswirbelsäule verbessert.

Ausführung:

- Nehmen Sie die Ausgangsstellung im Sitz oder Stand ein.
- Neigen Sie Ihren Kopf nun maximal nach rechts, Ihr Ohr zieht in Richtung Schulter. Verweilen Sie in der maximalen Dehnung für etwa zwei Sekunden. 1
- Neigen Sie den Kopf anschließend über die Mitte zurück so weit wie möglich in Richtung linkes Ohr und verweilen Sie auch hier für zwei Sekunden. 2
- Achten Sie darauf, die Bewegung maximal, jedoch ohne erhebliche Anstrengung auszuführen.

Wiederholungen: Führen Sie die Neigung zu jeder Seite 15-mal aus.

Variante: Als Steigerung können Sie, bevor Sie den Kopf zur Seite neigen, das Kinn in Richtung Brust ziehen (Doppelkinn) und den Kopf erst dann bewegen. 3

Tipp: Beachten Sie, dass diese Übung die Mobilisierung zum Ziel hat, nicht die Dehnung. Verweilen Sie deswegen immer nur für kurze Zeit am maximalen Neigungspunkt, es soll nicht zu viel Dehnung entstehen.

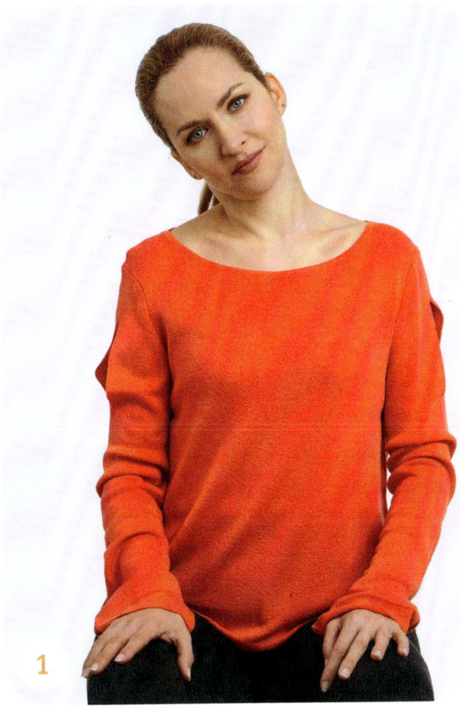

1

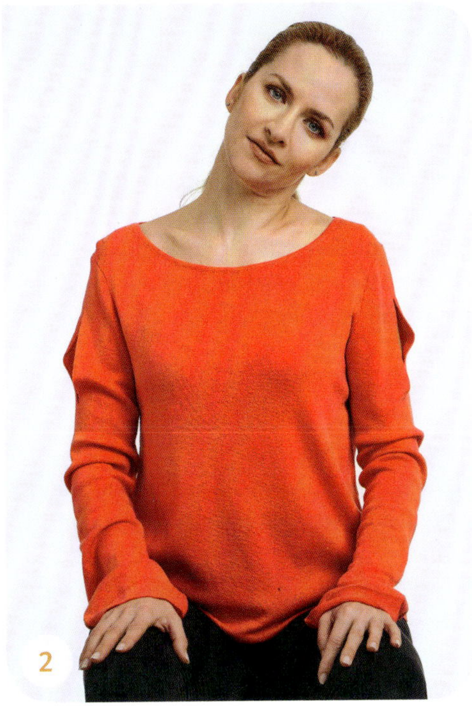

2

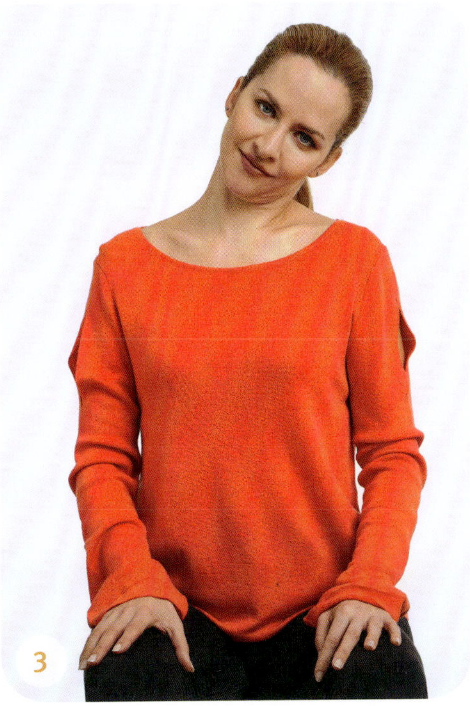

3

Aufrechte 8er Bewegung

Ziel: Diese Übung erlaubt es, die Halswirbelsäule mit allen Wirbeln und in alle Bewegungsrichtungen maximal zu mobilisieren. Blockierungen werden gelöst und die Gelenke werden darin geschult, mit der Muskulatur koordiniert zusammenzuarbeiten.

Ausführung:

- Nehmen Sie die Ausgangsstellung im Sitz oder Stand ein.
- Nutzen Sie nun Ihre Nase als Navigator. Stellen Sie sich die Ziffer Acht vor und zeichnen Sie sie mit Ihrer Nase nach: Beginnen Sie oben und bewegen Sie die Nase über rechts oben nach links unten, nach rechts unten und diagonal nach links oben. Ihr Kopf führt, angeleitet von der Nasenspitze, die Bewegung mit aus. 1–4

Wiederholungen: Wiederholen Sie diese Übung dreimal mit jeweils zehn Achterbewegungen.

Variante: Als Steigerung können Sie, bevor Sie bevor Sie die 8er-Bewegung ausführen, das Kinn in Richtung Brust ziehen (Doppelkinn) und den Kopf erst dann bewegen.

Tipp: Achten Sie darauf, die Bewegung langsam und bewusst auszuführen.

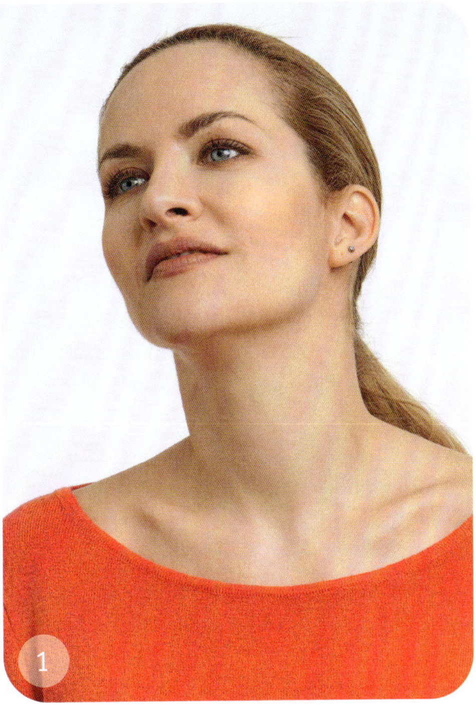
1

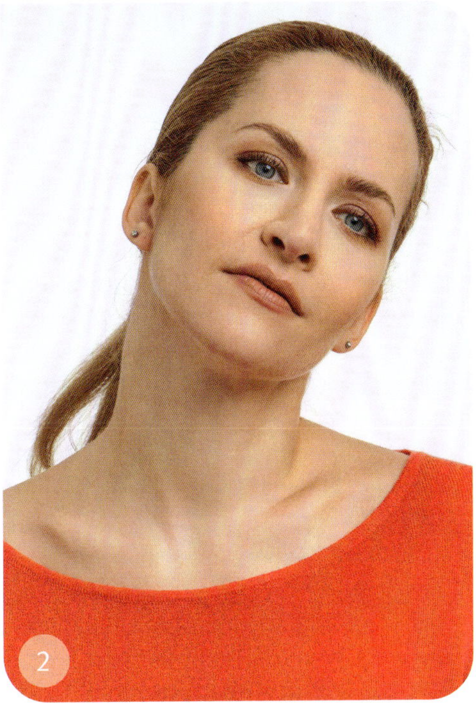
2

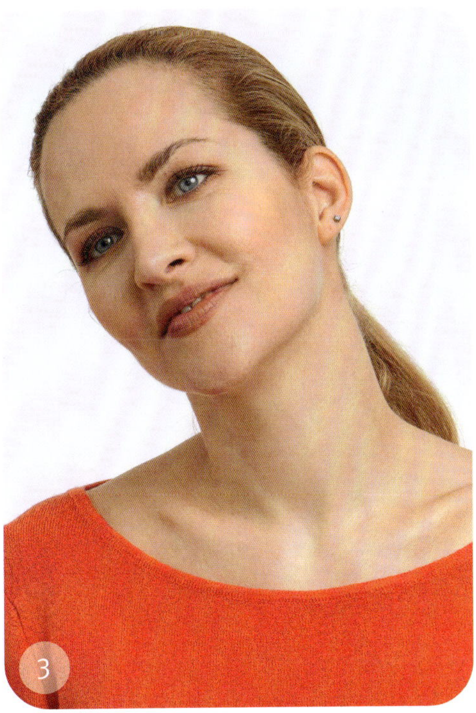
3

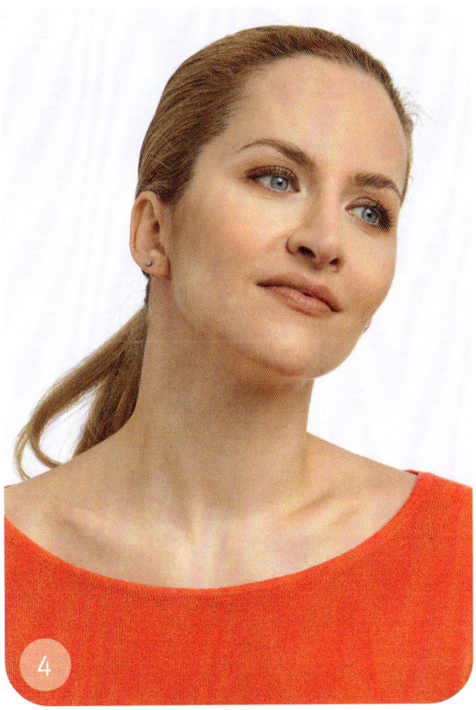
4

Stabilisation mit flacher Hand

Ziel: Nachdem die Halswirbelsäule entspannt und maximal mobilisiert wurde, sollten die Muskeln den neugewonnenen Zustand stabilisieren können. Dafür muss die Muskulatur in Koordination und Ansteuerung trainiert werden. Besonders die kurzen Nackenmuskeln sollten hier geschult werden, denn ihnen obliegt die Stabilisation, damit die oberflächlichen Nackenmuskeln nicht permanent eine Überlastung erfahren.

Ausführung:

- Nehmen Sie die Ausgangsstellung im Sitz oder Stand ein.
- Ziehen Sie Ihr Kinn minimal in Richtung Brust und halten Sie diese Position. Legen Sie Ihre Hand an die entsprechende Kopfseite an den Schläfenbereich und üben Sie etwas Druck gegen Ihren Kopf aus. 1
- Halten Sie mit Ihrem Kopf gegen diesen Druck und erzeugen Sie einen Gegendruck, mit dem der Kopf mittig über den Schultern bleibt. Halten Sie die Position für etwa 15 Sekunden.
- Wechseln Sie dann Hand und Kopfseite und erwidern Sie den Druck der Hand, sodass der Kopf still verharrt. 2

Wiederholungen: Führen Sie die Übung je Seite dreimal für jeweils etwa 15 Sekunden aus.

Variante: Als Steigerung platzieren Sie Ihre Hand am Hinterkopf 3 oder Sie platzieren zwei Finger an der Stirn 4 und üben an diesen Stellen Druck gegen den Kopf aus.

Tipp: Achten Sie darauf, nur so viel Druck mit der Hand auszuüben, dass der Kopf problemlos mit Druck gegenhalten kann. Sollten Sie während der Übung zittern, die Schultern hochziehen oder intensiver atmen, reduzieren Sie die angewandte Kraft.

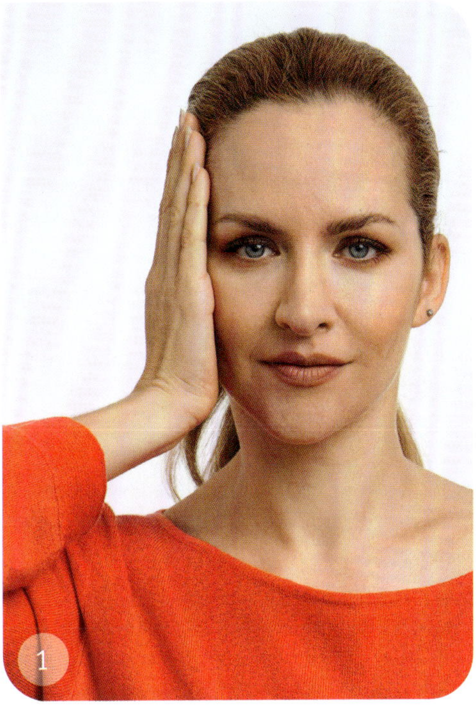
1

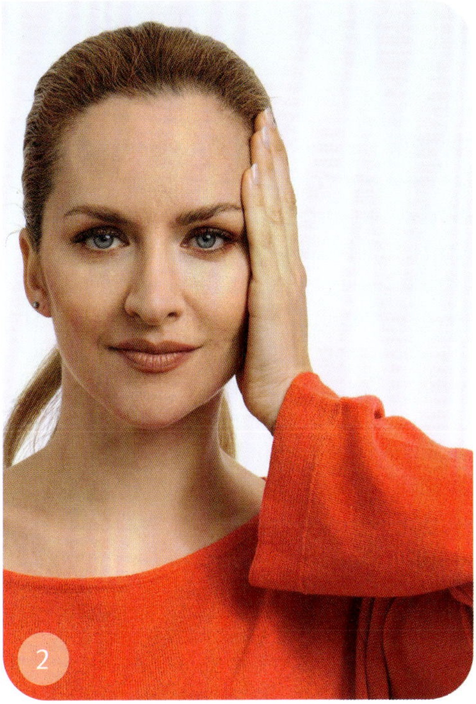
2

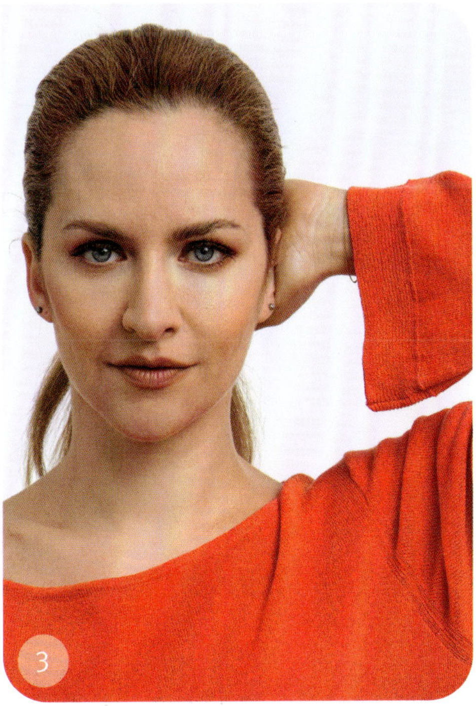
3

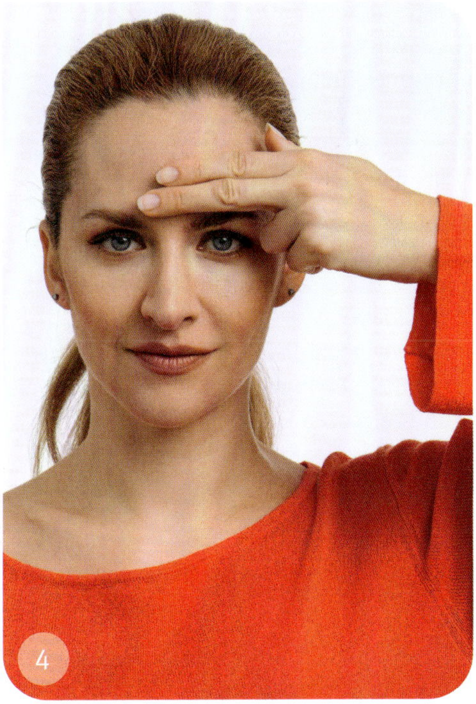
4

Blickstabilisierung der Augen

Ziel: Für eine mobile und stabile Halswirbelsäule ist es unabdingbar, immer wieder ein Augentraining durchzuführen. Zwischen Augen und Halswirbelsäule liegen Reflexe, die die beiden miteinander verschalten. Nur wenn beide Bereiche unabhängig voneinander, aber auch miteinander harmonisieren, gehören Beschwerden der Vergangenheit an. Um die Augen zu trainieren, empfiehlt sich eine Blickstabilisierung: Die Augenmuskeln werden dazu angehalten, ein Objekt permanent zu fokussieren, ohne abzuweichen. Das bedarf die Kraft der Augen wie auch eine Stabilisierung der Halswirbelsäule.

Hilfsmittel: Das Sterndiagram ist eine Grafik, die Linien enthält und Ihnen hilft, die Übung mittels visuellen Ziels korrekt auszuführen. 1 Bitte bringen Sie es auf Augenhöhe im Abstand von circa einem Meter an einer Wand oder einer Tür an.

Ausführung:

- Nehmen Sie die aufrechte Haltung im Stand ein. Blicken Sie auf das Sterndiagramm, das sich im Abstand von etwa einem Meter auf Augenhöhe vor Ihnen befindet.
- Führen Sie Ihren Blick von der Mitte aus zu einem Endpunkt der horizontalen Linie und verharren Sie dort für zehn Sekunden. Bewegen Sie Ihre Augen dann zum gegenüberliegenden Endpunkt und halten Sie auch diese Position für zehn Sekunden. 2, 3
- Wandern Sie mit Ihrem Blick zurück zum Mittelpunkt und verfahren Sie genau so nun auch mit den Endpunkten der vertikalen 4, 5 und dann der diagonalen Linie. Halten Sie an den Endpunkten jeweils für zehn Sekunden inne.

Wiederholungen: Führen Sie die Übung je Linie fünfmal aus.

Variante: Als Steigerung können Sie dieses Training mit nur einem Auge ausführen und sich das andere Auge zuhalten. 6

Tipp: Achten Sie darauf, dass sich Ihr Kopf bei der Augenbewegung nicht mitbewegt, sondern aufrecht und mittig über den Schultern verharrt.

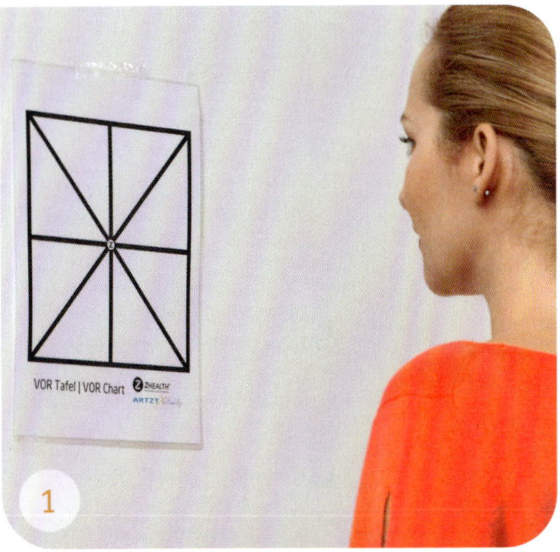
VOR Tafel | VOR Chart
1

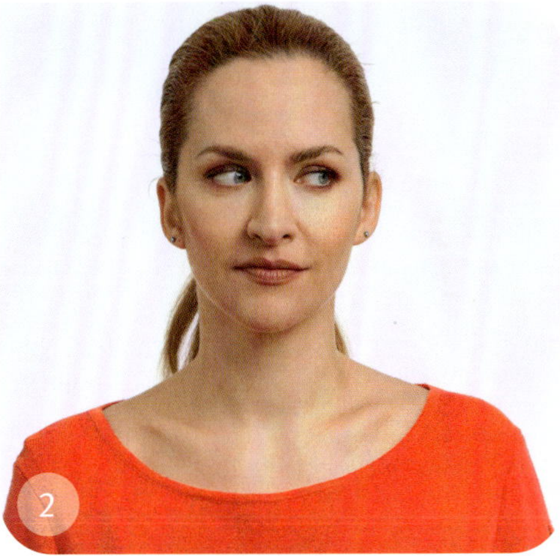
2

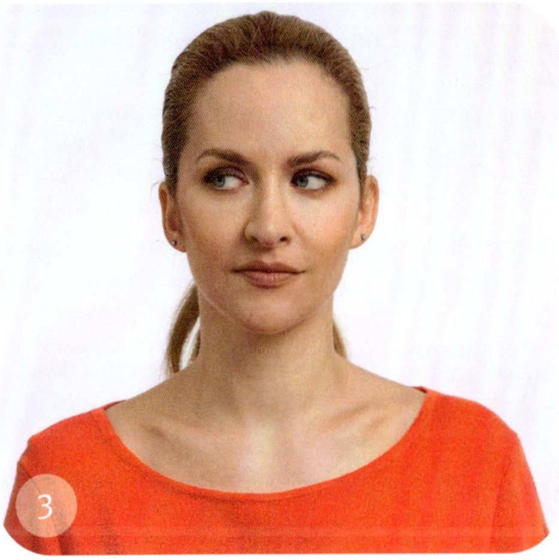
3

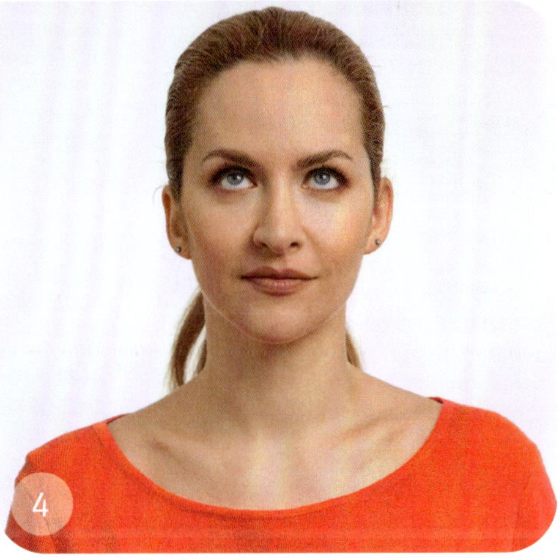
4

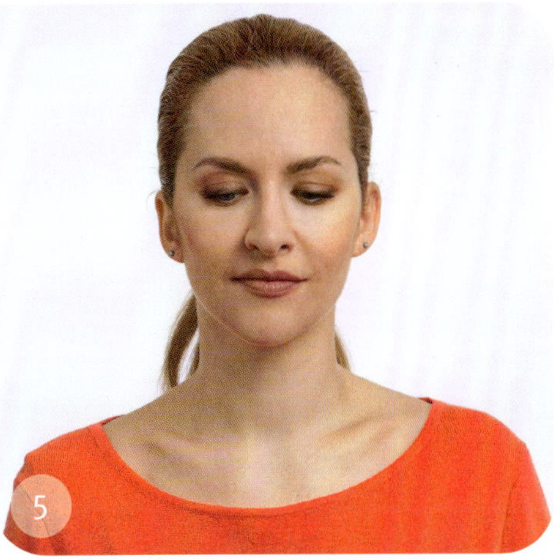
5

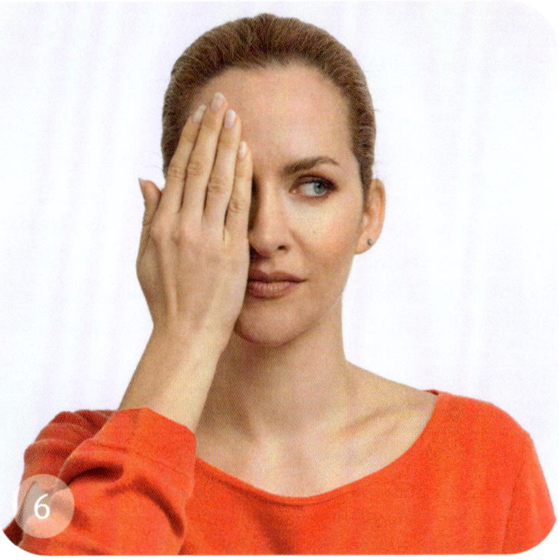
6

Service

Endnoten

1 LeResche L. Epidemiology of Temporomandibular Disorders: Implications for the Investigation of Etiologic Factors. Journals Sagepub 1997. S. 291–305.

2 Bush FM, Harkins SW, Harrington WG, Price DD. Analysis of gender effects on pain perception and symptom presentation in temporomandibular pain. Pain. 1993; 53(1):73–80.

3 Kares H, Schindler H, Schöttl R. Der etwas andere Kopf- und Gesichtsschmerz: Craniomandibuläre Dysfunktionen CMD. International College of cranio Mandibular Orthopedics-Sektion Deutschland (Hrsg) 2007. S. 10

4 Kares H, Schindler H, Schöttl R. Der etwas andere Kopf- und Gesichtsschmerz: Craniomandibuläre Dysfunktionen CMD. International College of cranio Mandibular Orthopedics-Sektion Deutschland (Hrsg) 2007. S. 10

5 Bartrow K. Übeltäter Kiefergelenk. Endlich wieder entspannt und schmerzfrei: 60 Übungen mit Soforteffekt. TRIAS Verlag Stuttgart 2014. S. 17.

6 Bartrow K. Übeltäter Kiefergelenk. Endlich wieder entspannt und schmerzfrei: 60 Übungen mit Soforteffekt. TRIAS Verlag Stuttgart 2014. S. 25.

7 Schueler, M., Messlinger, K., Dux, M., Neuhuber, W. L., De Col, R. Extracranial projections of meningeal afferents and their impact on meningeal nociception and headache. Pain 2013;154(9):1622-1631.

8 Scott, J. H. Dento- facial development and growth. Pergamon Press, Oxford, New York 1967.

9 Robert Koch-Institut. Migräne und Spanungskopfschmerzen Deutschland. Prävalenz und Erkrankungsschwere im Rahmen der Krankheitslaststudie BURDEN 2020. Journal of Health Monitoring S6/2020

10 Rocabado M. Biomechanical relationship of the cranial, cervical, and hyoid regions. The Journal of cranio-mandibular practice 1983;1(3):61–66.

11 von Piekartz H. Kiefer, Gesichts- und Zervikalregion: Neuromuskuloskeletale Untersuchung, Therapie und Management. Thieme Verlag Stuttgart 2005. S 79.

12 Bartrow K. Übeltäter Kiefergelenk. Endlich wieder entspannt und schmerzfrei: 60 Übungen mit Soforteffekt. TRIAS Verlag Stuttgart 2014. S. 13.

13 Maixner W. National Institute of Dental and Craniofacial Research OPPERA Study 2011–2018. Siehe hierzu: https://tmj.org/hope-in-research/landmark-studies/oppera-study/ (Stand 30.03.2022)

14 Bush FM, Harkins SW, Harrington WG, Price DD. Analysis of gender effects on pain perception and symptom presentation in temporomandibular pain. Pain 1993; 53(1):73–80.

15 Craft RM, Mogil JS, Aloisi AM. Sex differences in pain and analgesia: the role of gonadal hormones. Eur J Pain 2004; 8(5):397–411.

16 Mogil JS et al. Sex differences in the antagonism of swim stress-induced analgesia: effects of gonadectomy and estrogen replacement. Pain 1993; 53(1):17–25.

17 Myers CD et al. Psychosocial contributions to sex-correlated differences in pain. Clin J Pain 2003; 19(4):225–232.

18 Keogh E, McCracken LM, Eccleston C. Do men and women differ in their response to interdisciplinary chronic pain management? Pain 2005; 114(1–2):37–46.

19 Losert-Bruggner B, Hülse M, Hülse R. Fibromyalgie bei Patienten mit chronischer CCD und CMD: Eine retrospektive Studie an 966 Patienten. Manuelle Medizin Ausgabe 1/2017, S. 40–50.

20 Pschyrembel Definition Depression; online unter www.pschyrembel.de/Depression/K05PP; (Stand: 12.04.2022)

21 Stoyan D, Lange T, Gouttefangeas C, Jensen A, Szczepanski M., et al. Gα s-coupled receptor signaling and sleep regulate integrin activation of human antigen-specific T cells. J Exp Med 2019; 216(3):517–526.

22 Sapolsky RM. Why zebras don't get ulcers: an updated guided to stress, stress-related diseases, and coping. Freemann & Co New York 1998.

23 Ren K, Torres R. Role of interleukin-1β during pain and inflammation. Brain Res Rev 2009; 60(1): 57–64.

24 Hirshkowitz M, Whiton K, Albert SM, Alessi C et al. National Sleep Foundation's updated sleep duration recommendations: final report. Sleep Health. 2015; 1(4):233–243.

25 Starostzik C. Schmerz als Zeugnis einer schweren Kindheit. Schmerzmedizin Ausgabe 2/2019, S. 13.

26 Lobbezoo F, Ahlberg J, Glaros AG, Kato T, Koyano K, Lavigne

GJ, et al. Bruxism defined and graded: an international consensus. J Oral Rehabil 2013; 40(1):2–4.

27 Kares H. Saarbrücker Curriculum CMD/Orofaziale Schmerzen/Störungen Teil II, – 19.–21.02.2021

28 Lavigne GJ, Khoury S, Abe S, Yamaguchi T, Raphael K. Bruxism physiology and pathology: an overview for clinicians. J Oral Rehabil 2008; 35(7):476–494.

29 Klasser GD, Greene CS, Lavigne GJ. Oral appliances and the management of sleep bruxism in adults: a century of clinical applications and search for mechanisms. Int J Prosthodont 2010; 23(5):453–462.

30 Lavigne GJ, Khoury S, Abe S, Yamaguchi T, Raphael K. Bruxism physiology and pathology: an overview for clinicians. J Oral Rehabil 2008; 35(7):476–494.

31 Manfredini D, Winocur E, Guarda-Nardini L, Paesani D, Lobbezoo F. Epidemiology of bruxism in adults: a systematic review of the literature. J Orofac Pain 2013; 27(2):99–110.

32 Machado E, Dal-Fabbro C, Cunali PA, Kaizer OB. Prevalence of sleep bruxism in children: A systematic review. Dental Press J Orthod 2014; 19(6):54–61.

33 Macedo CR, Silva AB, Machado MA, Saconato H, Prado GF. Occlusal splints for treating sleep bruxism (tooth grinding). Cochrane Database Syst Rev 2007; 4(4):1–29.

34 Gomes CA, El Hage Y, Amaral AP, Politti F, Biasotto-Gonzalez DA. Effects of massage therapy and occlusal splint therapy on electromyographic activity and the intensity of signs and symptoms in individuals with temporomandibular disorder and sleep bruxism: a randomized clinical trial. Chiropr Man Therap 2014; 22(1):43.

35 Hofer MA. Relationships as Regulators: a psychobiologic perspective on bereavement. Psychosom Med 1984; 46(3):183–197.

36 Rantala MA, Ahlberg J, Suvinen TI, et al. Temporomandibular joint related painless symptoms, orofacial pain, neck pain, headache, and psychosocial factors among non-patients. Acta Odontol Scand 2003; 61(4):217–222.

37 Frobeen A. Wie Stress entsteht. Techniker Broschüre 2021. https://www.tk.de/techniker/magazin/life-balance/stress-bewaeltigen/was-ist-stress-2006882?tkcm=ab (Stand: 30.03.2022)

38 Rhudy JL, Meagher MW. Fear and anxiety: divergent effects on human pain thresholds. Pain 2000; 84(1):65–75.

39 Neugebauer V, Li W, Bird GC, Han JS. The amygdala and persistent pain. Neuroscientist 2004; 10(3):221–234.

40 Betz R. Online-Seminar »Dein Körper zeigt dir deine Themen« 2020. https://www.robert-betz-online-seminare.de/meine-seminare/koerperthemen/ (Stand 30.03.2022)

41 Merskey H, Bogduk N. Classification of chronic pain. 2nd ed. IASP Task Force on Taxonomy. IASP Press, Seattle 1994.

42 Wall PD, Melzack R. Textbook of pain 5th ed. Churchill Livingstone London 2005.

43 Moseley L. Combined physiotherapy and education efficacious for chronic back pain. Aust J Physiother 2002; 48(4):297–302.

44 Butler D, Moseley L. Schmerzen verstehen. Springer Verlag Berlin 2016. S. 24.

45 Butler D, Moseley L. Schmerzen verstehen. Springer Verlag Berlin 2016. S. 24.

46 Butler D, Moseley L. Schmerzen verstehen. Springer Verlag Berlin 2016. S. 26.

47 Butler D, Moseley L. Schmerzen verstehen. Springer Verlag Berlin 2016. S. 32.

48 Butler D, Moseley L. Schmerzen verstehen. Springer Verlag Berlin 2016. S. 65.

49 Louw A, Schmidt S, Puentedura E, Zimney K. Pain Neuroscience Education: Teaching people about pain, OPTD 2018 S. 130–134.

50 Rönnberg K, Lind B, Zoega B, Halldin K, et al. Patients' satisfaction with provided care/information and expectations on clinical outcome after lumbar disc herniation surgery. Spine (Phila Pa 1976) 2007; 32(2):256–261.

51 Butler D, Moseley L. Schmerzen verstehen. Springer Verlag Berlin 2016. S. 82.

52 Louw A, Zimney K, Puentedura EJ, Diener I. The efficacy of pain neuroscience education on musculoskeletal pain: A systematic review of the literature. Physiother Theory Pract 2016; 32(5):332–55.

53 Wühr E. Kraniofaziale Orthopädie: Ein interdisziplinäres Konzept zur Diagnostik und Therapie von Patienten mit Muskel- und Gelenkschmerzen innerhalb und außerhalb des kraniomandibulären Systems. Systemische Medizin Verlag Bad Kötzting 2008. S. 31.

Stichwortverzeichnis

Bibliografische Information der Deutschen Nationalbibliothek
Die Deutsche Nationalbibliothek verzeichnet diese Publikation in der Deutschen Nationalbibliografie; detaillierte bibliografische Daten sind im Internet über http://dnb.d-nb.de abrufbar.

Programmplanung: Celestina Filbrandt
Projektmanagement: Annalena Müller
Redaktion: Magdalena Kieser
Bildredaktion: Christoph Frick
Umschlaggestaltung: © Thieme

Layout: CYCLUS · Visuelle Kommunikation, Stuttgart

Bildnachweis:
Umschlagmotiv und Bild Seite 3: © S. Schneider/Thieme
Autorinnenfoto: © S. Schneider/Thieme
People-Fotos: © S. Schneider/Thieme
Zeichnungen: S. 33: Andrea Schnitzler, Innsbruck; alle weiteren: Kornelius Mende

Die abgebildeten Personen haben in keiner Weise etwas mit dem Thema zu tun.

1. Auflage 2022

TRIAS Verlag in Georg Thieme Verlag KG,
Rüdigerstraße 14, 70469 Stuttgart,
Germany
www.trias-verlag.de

Printed in Germany

Satz und Repro: Cyclus · Media Produktion
Druck: AZ Druck und Datentechnik GmbH, Kempten

Gedruckt auf chlorfrei gebleichtem Papier

ISBN 978-3-432-11502-3

Auch erhältlich als E-Book:
eISBN (ePub) 978-3-432-11503-0

1 2 3 4 5 6